天下文化
BELIEVE IN READING

紅背心的征途

承擔、視野、勇氣

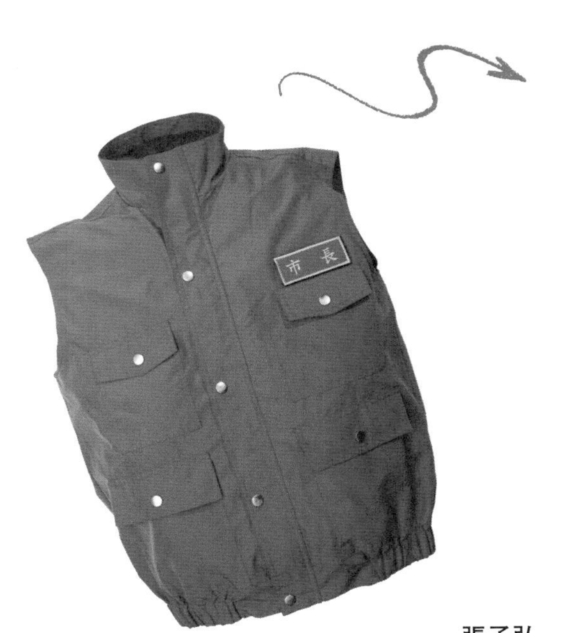

張子弘——採訪整理

PREVENT COVID-19

New Taipei City, 2020

目錄

目錄

11月、12月

NOVEMBER & DECEMBER

序　文

感謝每一位防疫英雄

新北市市長
侯友宜

二〇二〇年臺灣在預防新冠肺炎（COVID-19）戰役打了漂亮一仗，讓世界看見臺灣。其中，新北市密集部署的各項超前作為，期許成為中央及各地方政府共同應戰的指標。

「安居樂業」是我擔任市長對市民的承諾，市民的安全是首要任務，整個市府團隊責無旁貸。在災害應變的各種場合，總可以看見新北市府團隊作戰的圖騰——紅背心；它承載著四百多萬市民對市府的期待，更象徵著市府面對戰役，戰戰兢兢，全神貫注，不容懈怠。

防疫工作視同作戰，這次面對的敵人，前所未有，規模空前，而且看不見也摸不到，更須謹小慎微，超前部署。

本書記錄新北市府團隊在面對全新的災害——新冠肺炎時，如何同心協力、不分彼此、跨越局處，一起努力找出應變方案及解決對策；書中回顧一整年的經歷，以月份串接各項防疫工作重大的策略與背後的思維，整理出防疫工作的步驟及程序，希望給予讀者未來面對重大事件時，能有一個客觀依循的因應參考，並進一步感受到市府團隊穿上紅背心後的執著與勇氣。

不論過去、現在、未來，我們的挑戰不曾停止，面對這個詭譎多變的未知，每一步都必須要細緻，要提早準備，只能夠多做，不能夠不及。市府團隊每一個局處同仁為市民努力的心，無法在書中完整詳盡表達，感謝每一個和我一起前進、一起努力的市府團隊同仁，感激他們一直以來的竭力付出，讓新北市可以更好，每一位在我心中都是防疫英雄。

未來有很多未知無法掌握，我不斷提醒自己和市府團隊應前瞻思慮，並處於備戰狀態，我相信新北市府的團隊，是可以一起攜手前進、並肩努力奮戰的；每一個戰役後的累積，也將做為未來再進步的養分。我們在臺灣這一艘船上，不分黨派，只有相同的敵人——新冠病毒，當下疫情警報尚未解除，抗疫也沒有成功的論述，防疫工作也將持續下去……

序　文

要做，就要做到位

新北市副市長

劉和然

這本書的採訪團隊曾經向我提起，市府各局處間的橫向聯繫與互動之緊密，讓他們印象深刻，好奇向我詢問：「究竟是怎麼辦到的？」

那是因為市長總是展現勇於承擔的態度，以及要做，就要做到位的要求。

還記得八仙樂園塵爆事件時，當時擔任副市長的他，原本因為身體不適，人在醫院吊點滴，當他一聽到事故發生，不顧醫護人員的建議，拔下針管就趕緊衝往現場，以副指揮官的身分坐鎮指揮。直到他擔任市長，這樣的風格始終如一，未曾改變。如果連市長都站上第一線，親自面對問題、找出解決的方法，而不是只在嘴巴說說而已，也不會把問題留給底下的人，這種「有溫度」的領導風格，會讓團隊自然跟著動起來，各局處彼此相挺，為一致的目標而努力。

疫情發生後，我們一致的目標就是：不讓防疫出現破口。市府團隊很快就做出三階段超前部署防疫策略：第一階段，「阻絕於境外、管控於境內」；第二階段，防止大規模的社區交叉感染，因此我們在新北市央北社區實施了亞洲首場社區防堵演習；第三階段則是假設感染已經擴散，以「阻斷城市大規模的社區傳播」為目標，實施封城兵棋推演，提升市府團隊的緊急應變能力。

同時，市長指示我接下總協調的工作，唯一的目標就是：務必要守住新北市四百萬市民的健康，不能出現防疫破口。還記得二〇二〇年四月二十日進行封城兵推之前，國內已連續多天零確診，對於我們要進行這場演練，出現了不同的聲音，甚至質疑我們是不是在作秀？

面對外界的雜音，市長以堅定的口吻說：「被誤會沒關係，事情還是要照做，因為我們要關心的只有市民。」為了這場推演，市府上下一心，連續三個星期披星戴月地準備；有了市長這句話，更加強我們的決心，不但如期舉辦，北部各縣市政府派代表出席，中央流行疫情指揮中心專家諮詢小組召集人張上淳也親至現場指導。推演之後，中央其他部會及中南部縣市亦有來向我們索取兵推的腳本與資料做為參考，外界的高評價，對同仁們是很大的肯定。

身為局處間的總協調，我最深的感受，就是市長對團隊的信任，給我們充分的授權，加速防疫的腳步，帶領整個市府團隊不斷前進。而我們前進的目標只有一個：讓市民安心過生活。

紅背心前傳

永遠守在第一線

「新北市市長侯友宜上週到北歐參訪，出訪期間臺灣遭遇輕颱丹娜絲侵襲，侯立刻決定返臺，昨荷蘭時間凌晨四點，穿上『**防災紅背心**』與新北市災害應變中心進行視訊，侯今上午六點下飛機後直奔新北市府，依舊穿著紅背心開會，侯友宜說，這是身為市長的一個責任，他一定要從北歐趕回來。」**(註 1)**

從侯友宜擔任新北市副市長開始，紅背心就跟著他，直入一次次重大事件現場。

二〇一四年八月，新店區安康路發生氣爆。鳴笛聲聲急促，三十八輛消防車、救護車疾馳災區。侯友宜套上紅背心，立即趕往現場，關注災情變化，這之後，他又前往醫院慰問受傷住戶。

二〇一五年二月，復興航空墜落基隆河。不到一小時，侯友宜來到現場，不分轄區，緊盯救援進度。場面混亂，十餘個單位、一千七百多人、各式車輛五十多部，無法有效運作，穿著紅背心的侯友宜，拿起手機，手一揮：「破壞圍牆！讓大型機具進去！」

水門拆了，大型機具終於得以進入河川地展開救援。

同年六月，八仙樂園的彩色派對中，大量粉塵被高溫燈泡點燃，四百九十九人嚴重燒傷。從災難現場回到應變中心，侯友宜的紅背心不離身，他拿起麥克風，溫情表示市府會和民眾站在一起，從醫療到法律，專人專案負責；但隨後話鋒一轉，他也堅定表示究責到底，不管是刑事追查或是民事求償，業者該負責的，一個都跑不掉。

幾個月後，蘇迪勒颱風重創烏

來，溪水暴漲直接淹到老街，居民斷水斷電。侯友宜穿著紅背心、腳套黑膠雨鞋，連續十一天，踩著泥濘沿路探視災民。

紅背心展現了「守在第一線」的行動力，從副市長延伸到市長任內，也不論他在新北市或海外。

安心與信任　跟著紅背心現身

二〇一九年七月，侯友宜正在北歐四國進行市政參訪，丹娜絲颱風襲臺。市府災害應變中心二級開設，整備會議中，侯友宜卻透過視訊現身了。

螢幕上是凌晨四點三十分的荷蘭，他穿上新北市災害應變中心的紅背心，凝神傾聽同仁報告。

媒體朋友看到這個畫面，非常驚訝。侯友宜說：「只要我擔任新北市市長的一天，就會隨時把這件防災小紅帶在身邊，才能安心。」

對這件紅背心，新北市副市長劉和然有另一層體會：「當市長穿著紅背心站在第一線，現場就會散發出一股無形的力量，那是安心與信任。」

每位市府團隊成員都知道，紅背心連結著侯友宜在警界服務的過往，每一次站上第一線與歹徒搏命，都是攸關性命的大事。因此，穿上紅背心後的市長，整個人的態度會由原本的親和，變得異常嚴肅，「沒有一絲一毫開玩笑的餘地。」

千萬別小看這件紅背心。

紅色，象徵隨時保持警覺的敏銳度。它能刺激視覺神經，提醒人意識到有危險，產生緊張情緒；而且，在光譜中它的波長最長，在較遠的地方都能被看到，即使在混亂的災害現場，也能很容易地一眼就找到它。

必要時可翻成高領的領子，則展現出不畏寒冷與炎熱，使命必達的性格。開襟處設計有粗拉鍊，也有反光銀釦，強調隨時適應環境的機動性。下襬以鬆緊帶束腰，訴說俐落的行事風格。正面的上下左右，平均分布著四個大口袋，顯示平時就做足充分準備的思維。心臟位置口袋的上方，魔鬼氈黏貼著「市長」的名條，告訴每一顆忐忑不安的心：「市長就在你身邊，我負全責！」

這些態度，擴及整個市府團隊。

新北市政府一級主管及應變中心相關當責人員，皆是紅背心團隊的當然成員。所配發的紅背心，職務異動時必須移交。

紅背心象徵的不只是使命，更是榮譽。

紅背心出動的場合，除了到新北市政府行政大樓九樓「新北市災害應變中心」討論計畫，最主要是在第一時間趕赴重大事件的現場。

即使在科技輔助大數據分析的現代，侯友宜帶領的紅背心團隊，仍堅持眼見為憑，親赴現場應變調度的「現場主義」。

帶著使命感 踏上防疫征途

二〇二〇年一月二十一日，臺灣出現第一個新冠肺炎本土案例，一月二十三日大家正準備放年假，侯友宜提醒團隊「要有警覺性」；大年初二，他便打電話給三位副市長和副祕書長：「新北要開始準備了！」

市府團隊開始超前部署。

第一階段演練，是學校的「三級防護、健康五原則」，接下來就是第二階段社區演練。除了二〇二〇年三月十四日率先全國在新店舉辦國際首場的「大規模防範新冠肺炎社區大感染示範演習」，二〇二〇年四月二十日辦理第三階段的擴大管制封城兵棋推演。

侯友宜更開出全國第一槍，二〇二〇年三月二十日起，對外暫停開放新北市公有封閉型場館；直到五月初，新北市已連續十三天無確診案例，隨著疫情趨緩，侯友宜宣布，在「防疫優先、專業評估、漸進開放」三大前提下，公有封閉型場館及場地，才採「二階段四梯次」漸進開放管制。

勇於率先做出暫停開放的決定，但在解禁的腳步上，不輕易做出開放管制的決策，展現了侯友宜把市民的安全擺第一，「謹慎再謹慎」的堅持。

另一方面，在二〇二〇年六月初中央宣布解封之前，侯友宜已為疫後經濟做出準備，五月底即推出「新北夜 YES 淘金夢」，並且注意到弱勢民眾的紓困需求，特別以「擴大急難紓困專用章」從寬認定、從速發放。

二〇二〇年六月，抗疫腳步朝三重點前進：持續防堵疫情、復原民眾生活，與重振經濟民生。

除了接連推出露天電影院、「新北安心 FUN 尋龍輕鬆 BUY」的新北市振興經濟二部曲，以及「新北夜 YES 淘金夢」、「新北振興 168」等系列活動，並在二〇二〇年七月推出新北市首場國際視訊商洽會，協助產業打開國際商機的同時，仍持續關心移工入境居家檢疫的防疫旅館需求及業者提供宿舍的防疫安全。

從二〇二〇年七月開始，新北市政府即從各方面著手，包括消費面、產業面、觀光休閒、社區面，以及家庭面等，打造後疫情時代新生活模式。

即使面對二〇二〇年九月和十月兩個連續假期，民眾放鬆心情返鄉、出遊，侯友宜的團隊仍然上緊發條，做好交通疏運，讓人們安心從新北出發。

此外，新北市也默默加緊儲備防疫物資、突破困境催生移工防疫宿舍，以迎戰秋冬第二波疫情的來臨。

從二〇二〇年年初開始踏上的防疫征途，由於新北市政府從上到下徹底實行防疫措施，侯友宜以超乎常人的魄力，決定如常舉辦長達五十二天，由十一月到二〇二一年一月的新北歡樂耶誕城大型活動(註2)，並且以最壞的打算、最好的準備，和征途再起的戰鬥魂，守護每一個人的希望。

面對這場看不見敵人，也望不到盡頭的長征，紅背心陪著侯友宜和團隊，跨越了哪些決戰點？又是如何通過疫情的步步進逼，迎來曙光，並贏得來自國內外的掌聲？

接下來，紅背心將親自發聲，帶領我們看見答案。

註1：出自《聯合影音網》記者王敏旭報導〈防災紅背心從北歐穿到臺灣 侯友宜：市長的責任〉，2019/07/18。
註2：因應國內出現新冠肺炎英國變種病毒株，於二〇二〇年十二月三十日提前閉城。

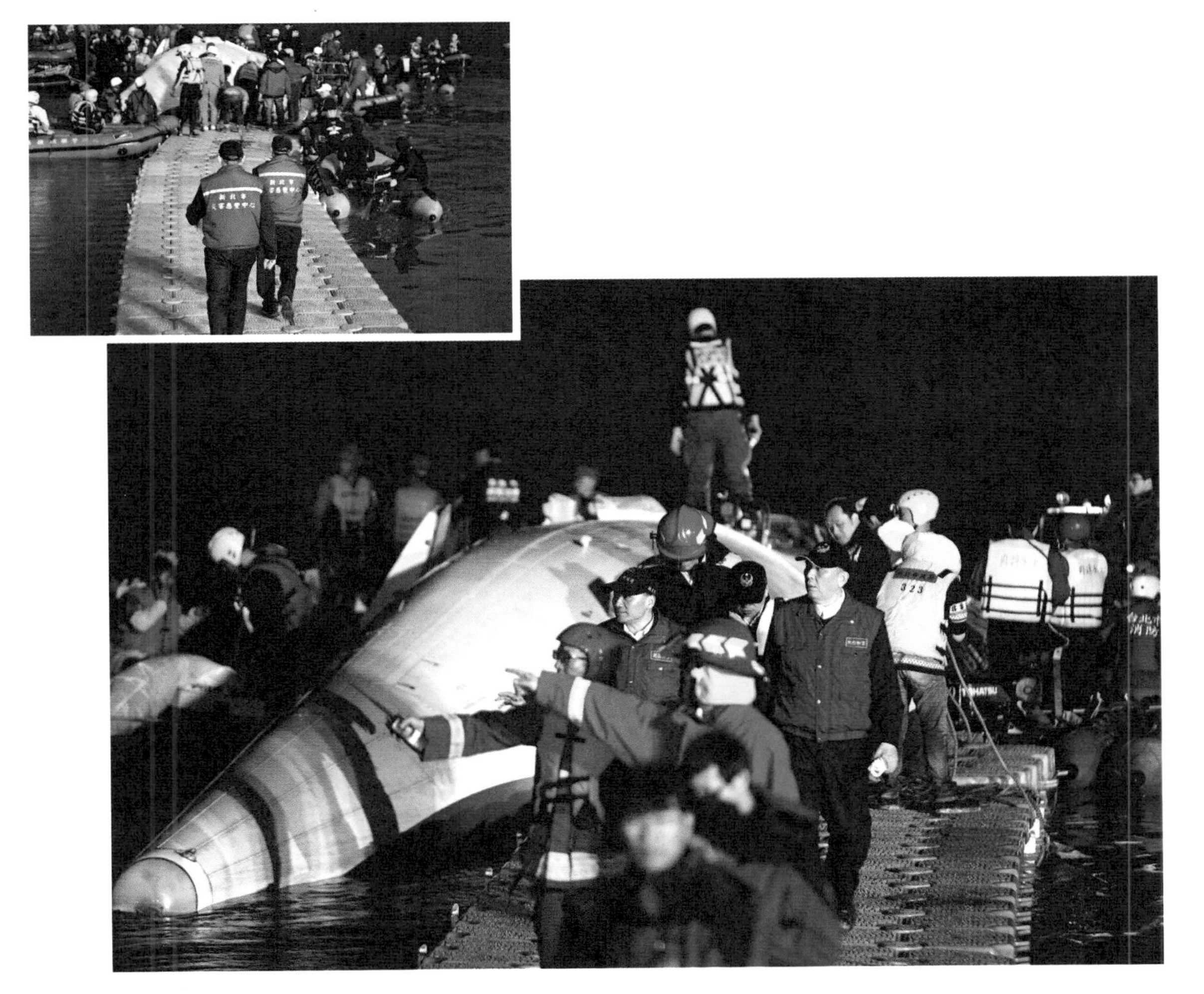

二○一五年二月，復興航空空難，侯友宜與團隊即身著災防紅背心，前往災害現場指揮（上圖中央背影，右為時任副市長侯友宜，左為時任及現任消防局局長黃德清）。

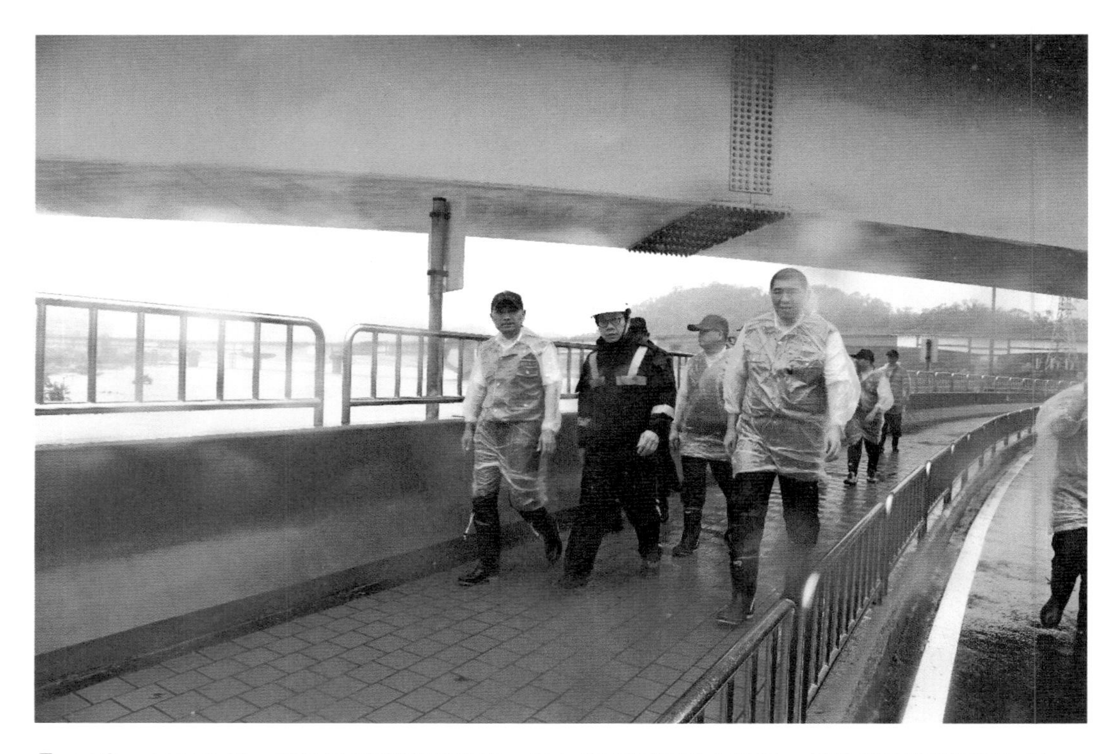

二〇一五年八月，蘇迪勒風災重創烏來，侯友宜率領紅背心團隊，前往災害現場視察（左一為時任副市長侯友宜、左四為消防局局長黃德清）。

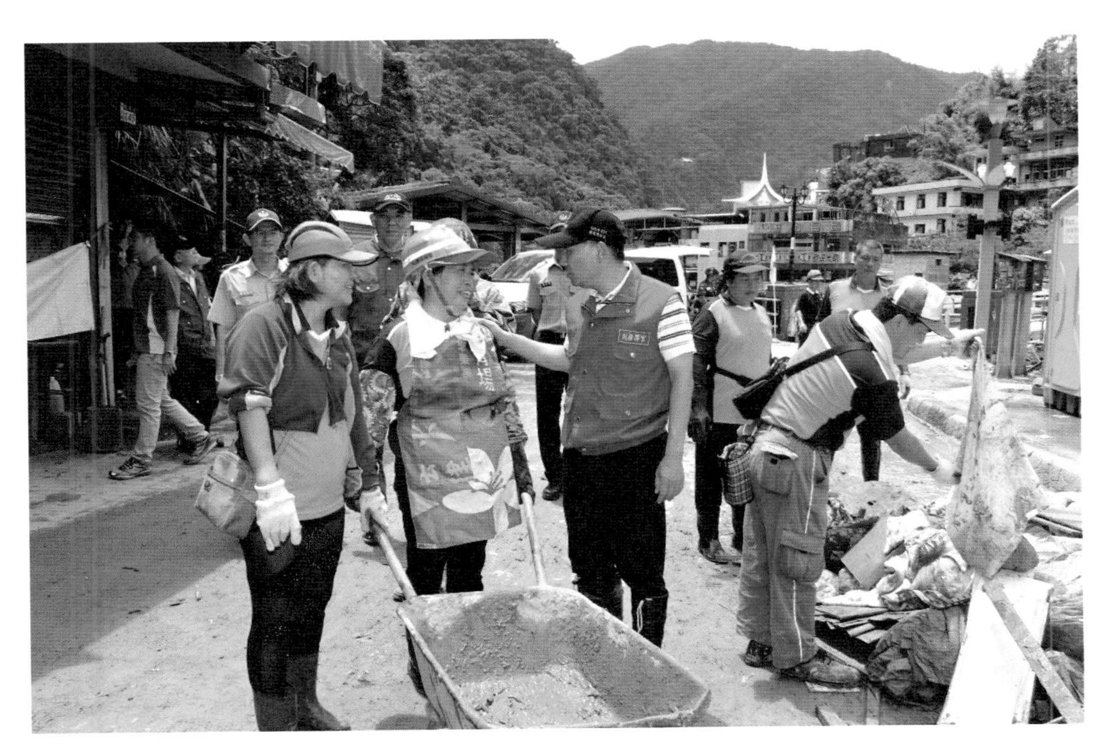

風災現場復原，侯友宜率團隊關心烏來災區清潔人員（中著紅背心者為時任副市長侯友宜）。

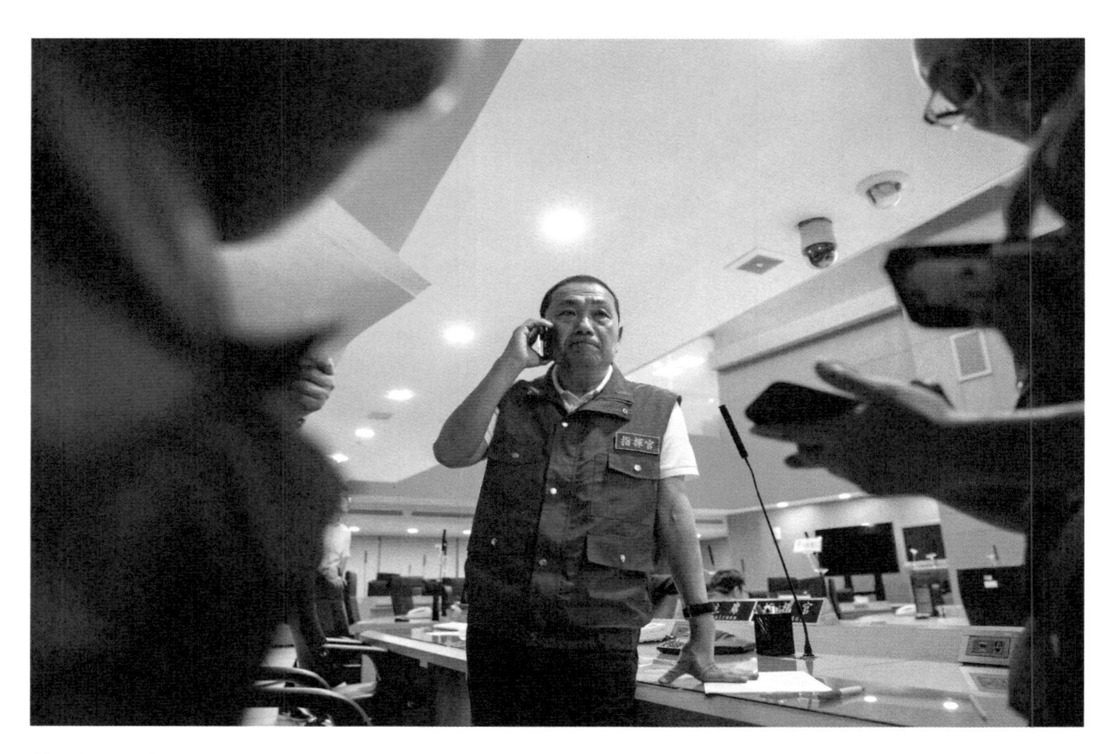

穿上紅背心時，侯友宜（中）既是市長，也是新北市災害防救體系的指揮官。

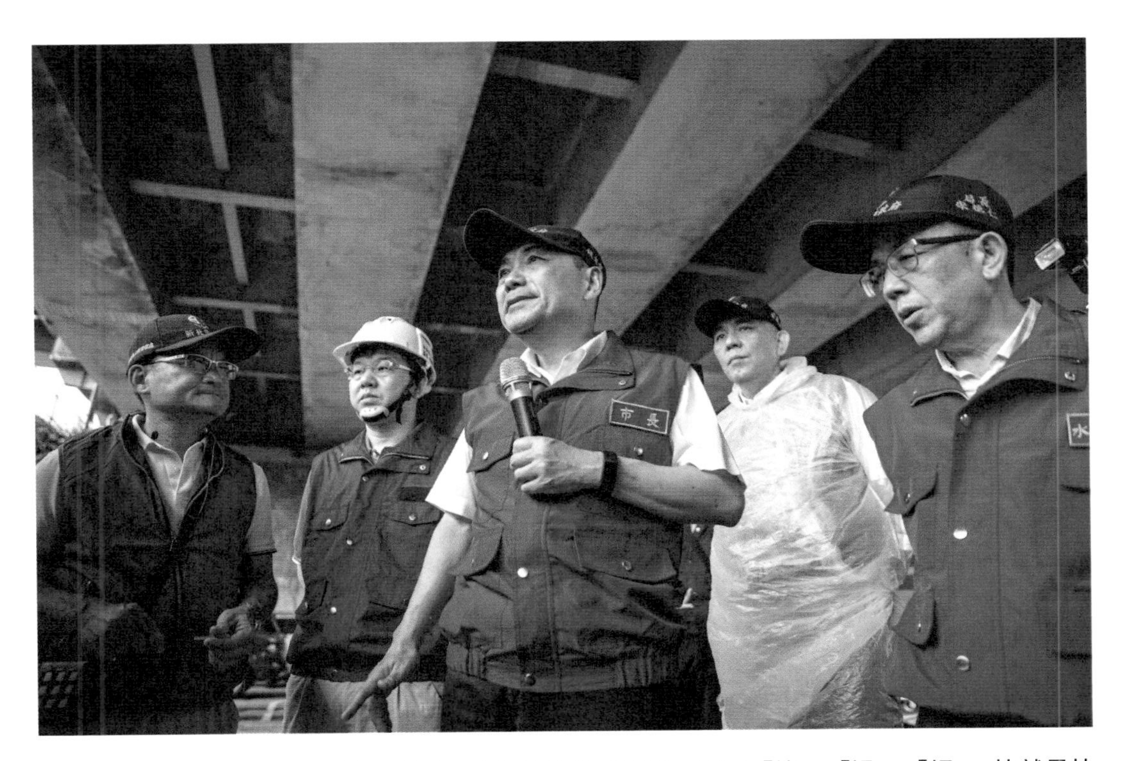

市府團隊秉持「快」、「過」、「細」三大危機處理原則，所謂「快」、「過」、「細」，快就是快速應變，過就是超前部署，細就是思維細膩（左起：高灘處處長謝俊隆、捷運局副局長林耀長、市長侯友宜、消防局局長黃德清、水利局局長宋德仁）。

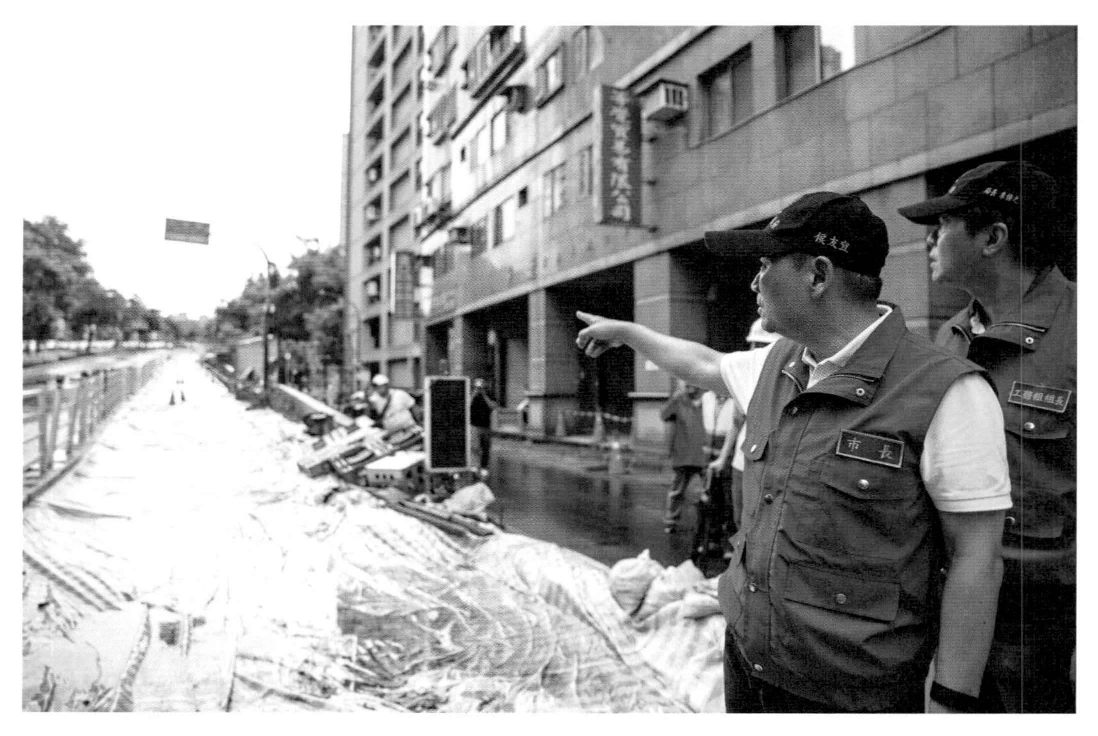

「現場到位主義」展現行動治理的理念（左為市長侯友宜、右為時任工務局局長現任副祕書長朱惕之）。

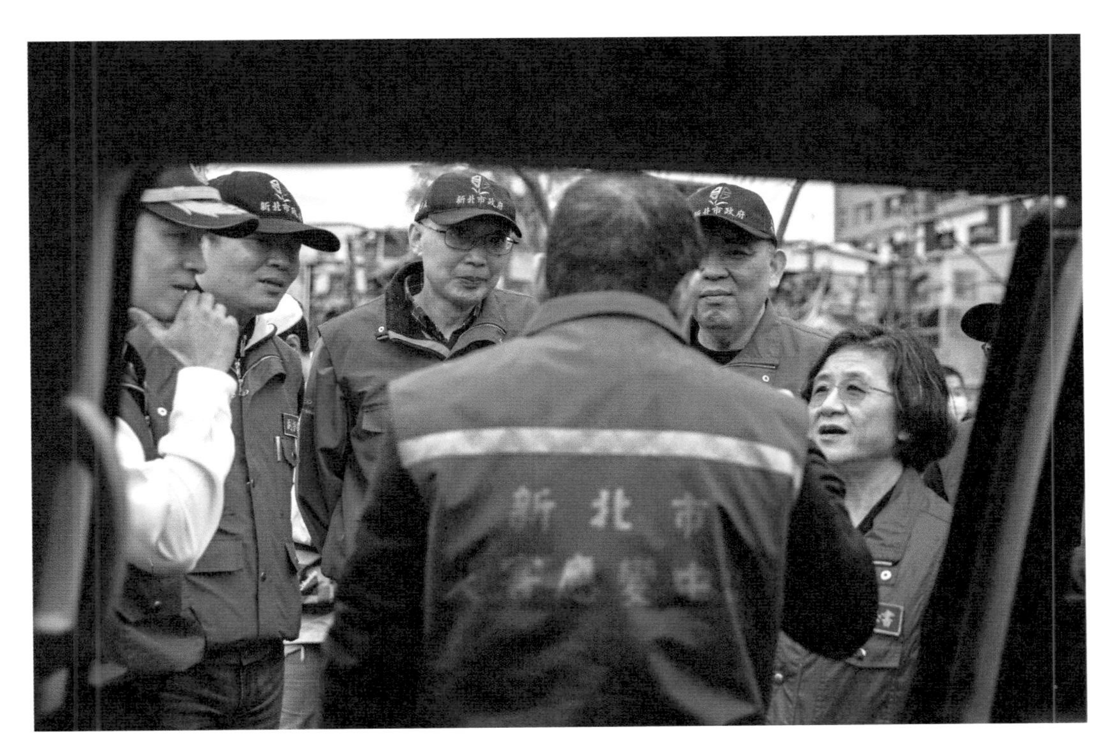

團結一心，應變當下，務求把危機和衝擊降到最低（左起：消防局第二大隊副大隊長林世明、副祕書長朱惕之、副市長謝政達、背影為市長侯友宜、消防局局長黃德清、衛生局局長陳潤秋）。

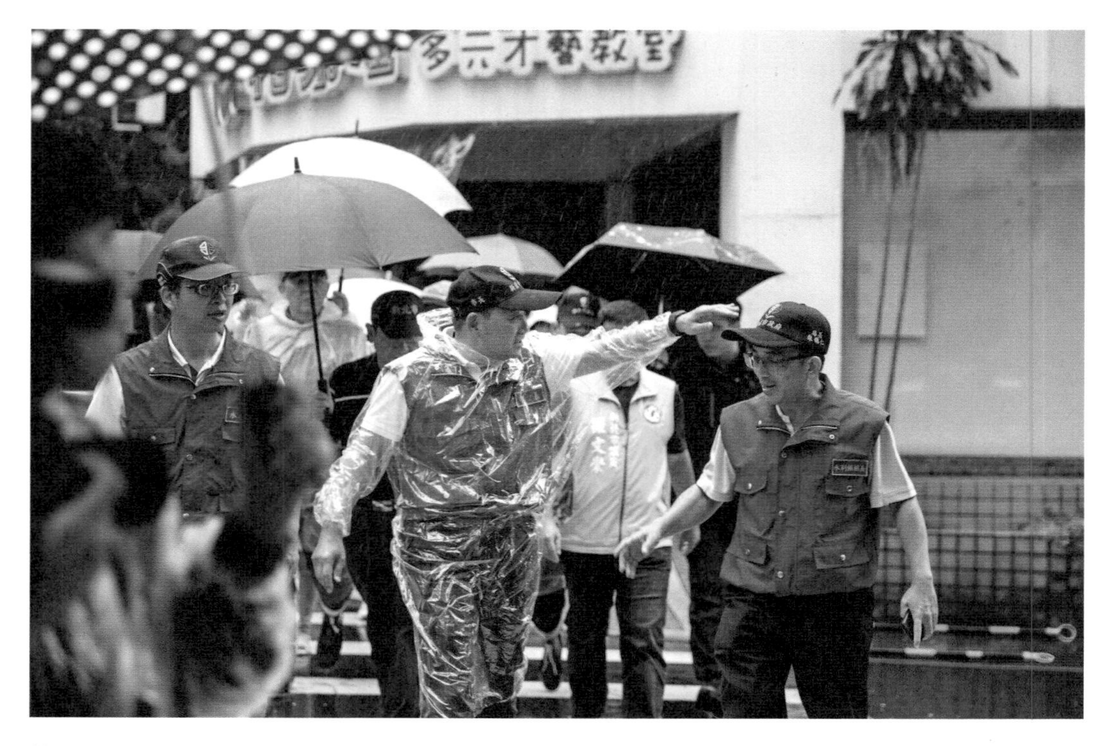

平時就要防患於未然，做好各項防災準備（圖中三位著紅背心者，左起：水利局副局長楊宗珉、市長侯友宜、水利局局長宋德仁）。

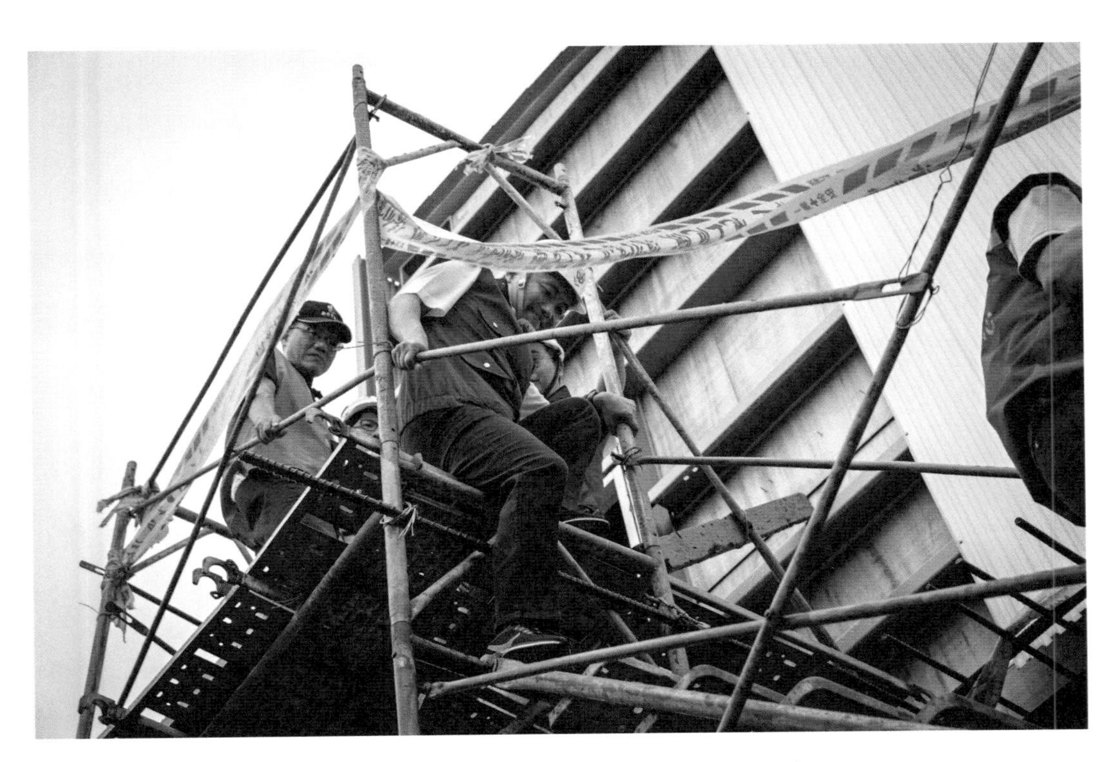

萬一發生災害，有準備就不會慌亂（圖中著紅背心者為市長侯友宜）。

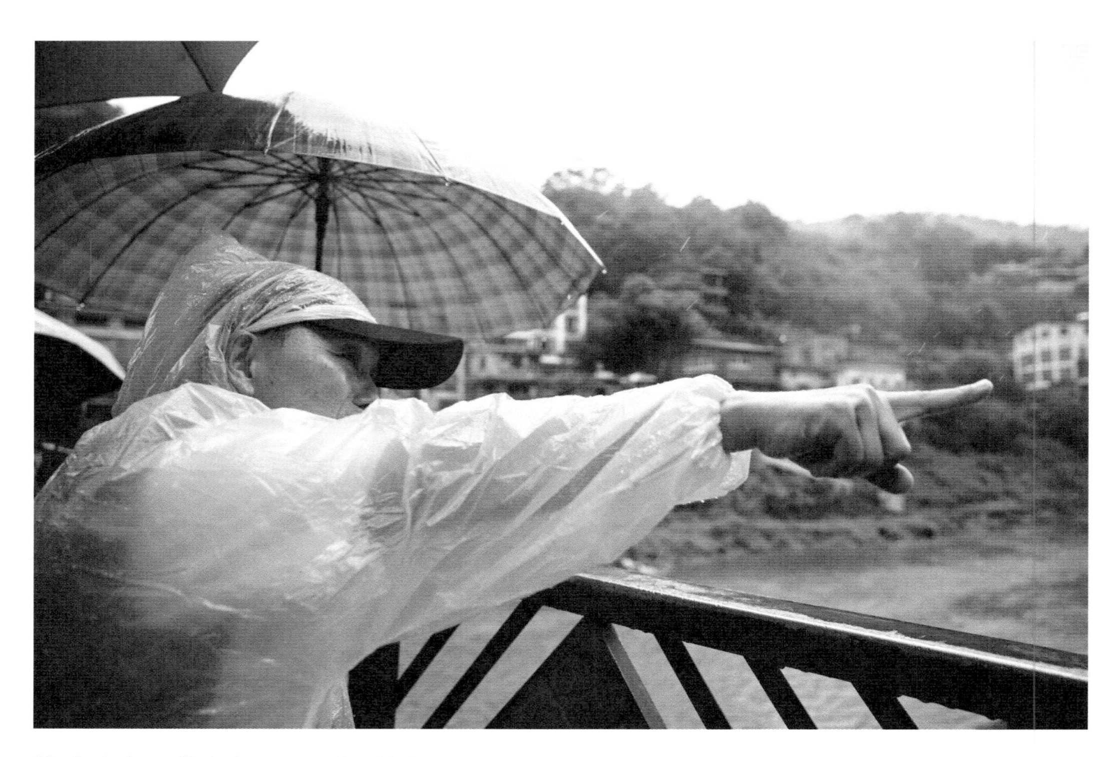

每年都可能發生颱風及地震等有前例可循的危機，市府團隊可提前整備、啟動（圖中為市長侯友宜）。

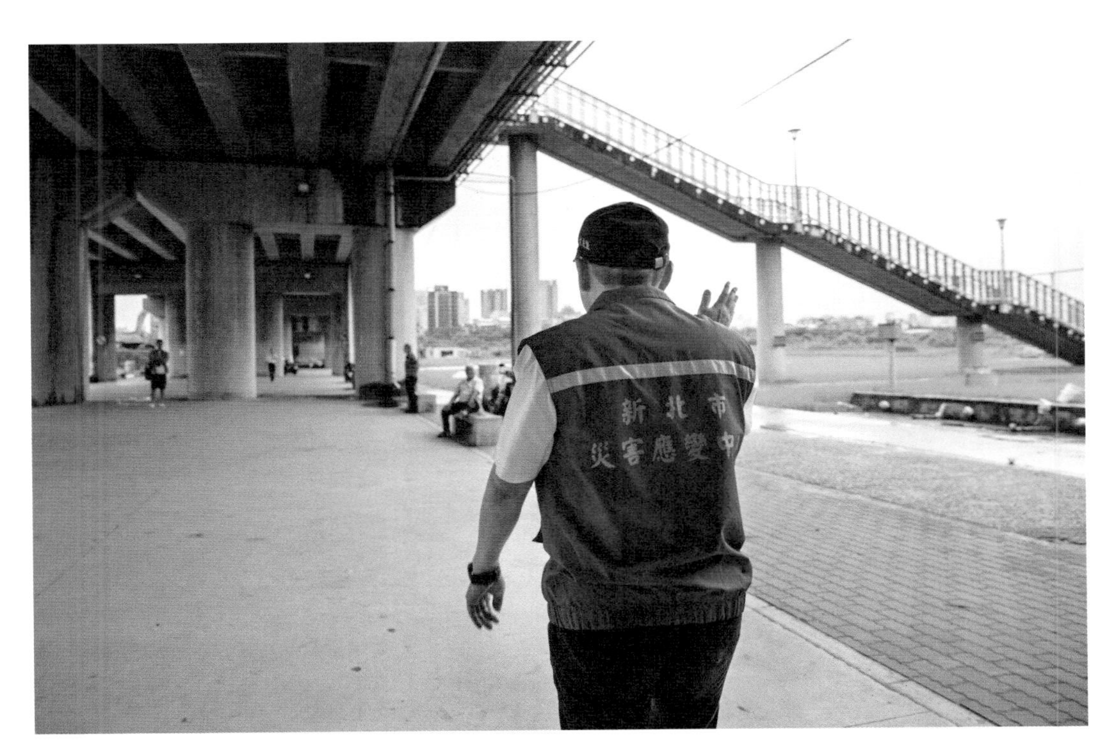

守護市民的腳步，不曾停歇（圖中背影為市長侯友宜）。

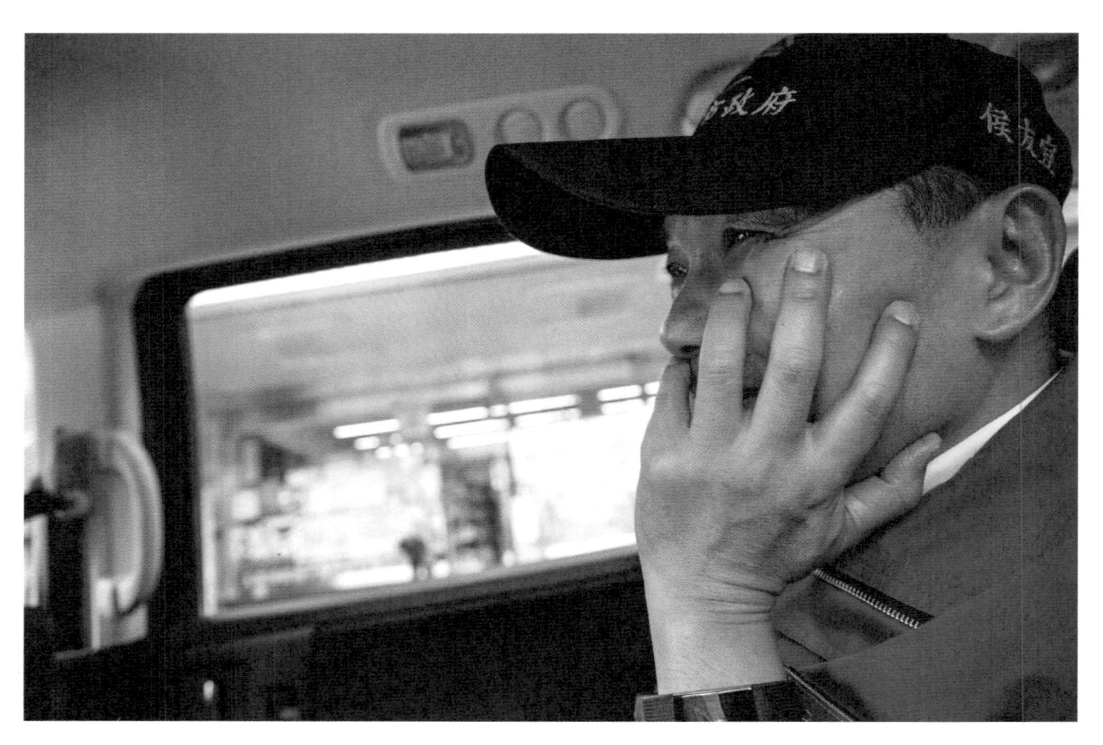

沒人知道何時會發生危機，只有無論何時何地，永遠做好作戰準備。

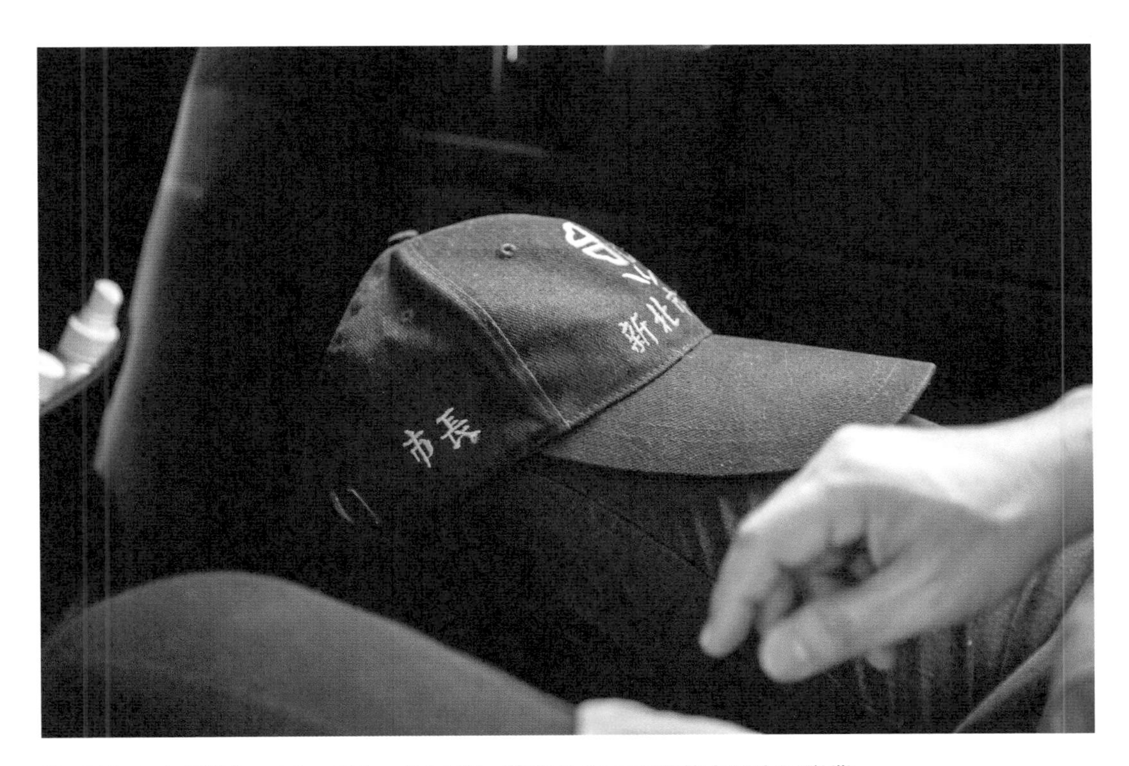

侯友宜市長的每一天，只有一個目標：讓新北市四百多萬市民安居樂業。

JANUARY

2020年1月

我們的生活
從此改變了

當家家戶戶貼上紅色的春聯，並且買好發壓歲錢用的紅包袋，紅色，揚起了過年的喜氣洋洋。每年的櫻花季，也伴隨著除舊布新的氣氛，在此時熱鬧展開。

然而，二〇二〇金鼠年，紅色卻突然變臉，成為「警戒」的象徵。中國大陸暴發人傳人的不明肺炎，小年夜前的一月二十一日，臺灣診斷出第一個在武漢感染的病人。新北市政府各局處首長穿上紅背心，開始參與一次又一次的防疫應變會議。

當時誰也沒想到，從這個年開始，我們的生活改變了。

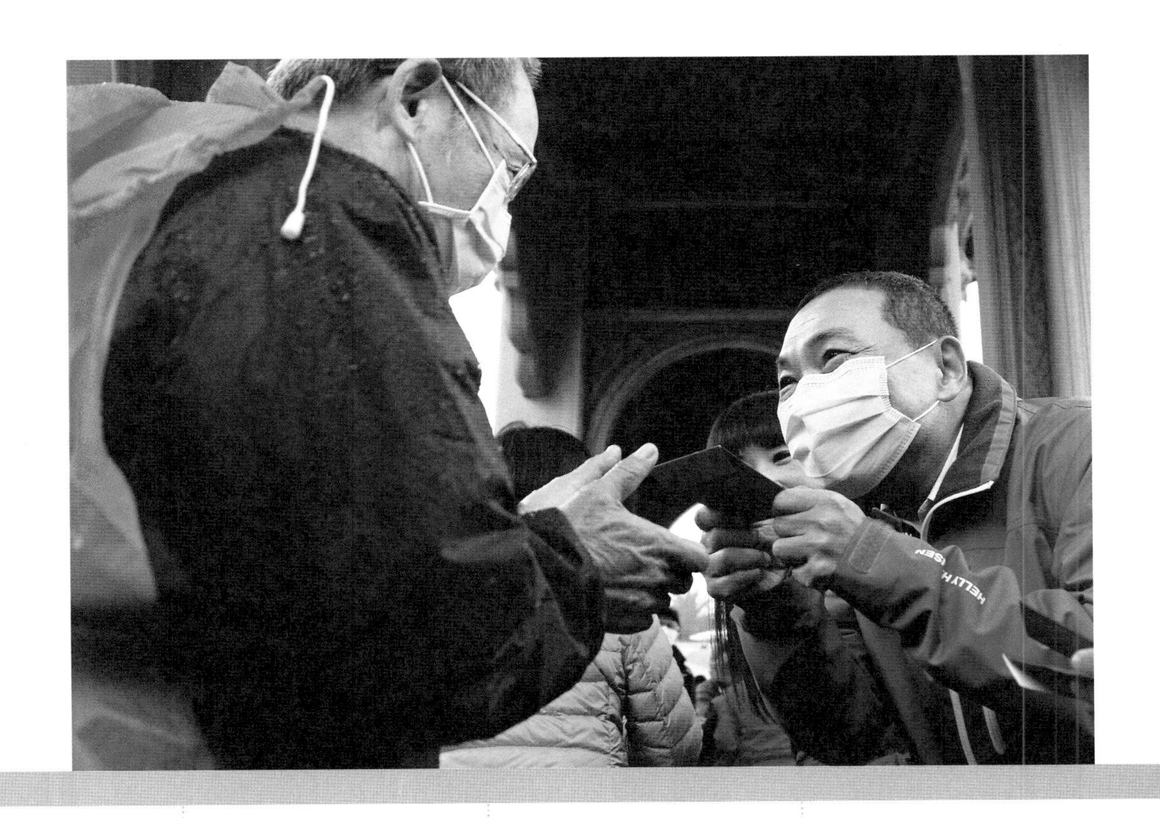

本月大事

1/1
元旦假期

1/11
總統及立委
選舉投票日

1/23 — 29
農曆春節假期

口罩、酒精、額溫槍

二〇二〇年大年初三，我們的侯市長，和往年一樣，開始走春行程。但與往年不同的是，市長的臉上戴了口罩。

整個年節假期，歡樂中蒙上一層陰影，不明原因的肺炎疫情，已經癱瘓中國大陸武漢。經歷過 SARS 的臺灣民眾開始著急了，滿街找口罩、買酒精，口罩荒的狀況已然出現。

是否需要戴口罩？一時之間，眾說紛紜，但市長臉上的口罩，已經率先給出肯定的答案。

走春之前，市長一早就在市府裡召開緊急會議，抗疫戰爭已箭在弦上，「糧草」成了重要關鍵。晚間九點，經濟發展局（下稱經發局）局長何怡明接獲指令，市長要親自了解包括口罩在內的防疫物資，從源頭的製造端，到物流、銷售及消費端等各環節，是否足夠因應這場敵人不明的戰役。

這個任務讓經發局整個動起

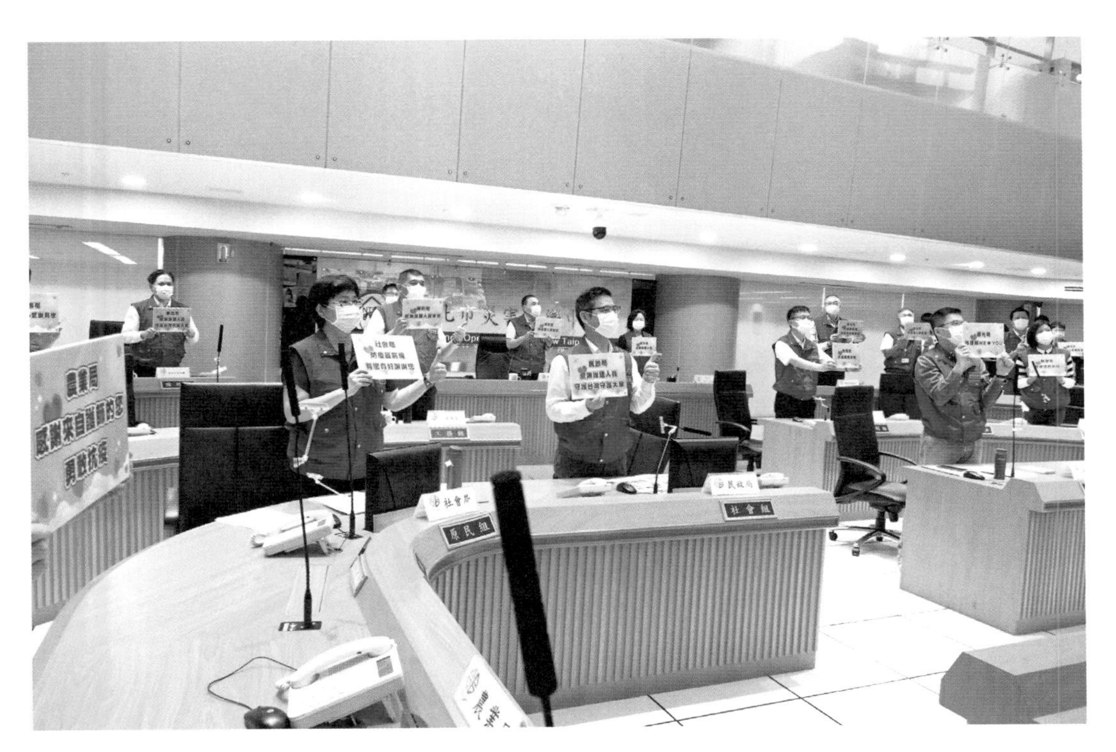

這裡是位於新北市政府大樓九樓的新北市災害應變中心。截至二〇二一年三月三日，因應嚴重特殊傳染性肺炎疫情的應變會議，已召開一百一十六次。

來，一直聯絡到半夜兩點。時間來到二〇二〇年大年初四清晨七點，終於敲定由副祕書長朱暘之帶隊，參訪林口「威欣利」口罩工廠。

眼見市面出現的口罩荒，口罩工廠在年初二便陸續急召員工進場加班，以每天最多十六萬片來供應所需。「威欣利」緊急上線供應防疫物資的驚人能量，使得它成為國家口罩隊的成員之一。

市長不僅帶隊親自查訪物流中心，還到便利超商關心防疫物資供給量。當時口罩工廠尚未完全開工，進口口罩也出現缺口，按正常供需量估算，再等兩天年假結束，口罩的產量及價格應可以回到日常。

但民眾搶購、囤貨的心理，使得「應該」與「實際」出現了很大的落差。即使年後，民眾仍是頻頻抱怨買不到口罩，甚至連酒精、額溫槍也大量缺貨。

眼看民眾的恐慌程度愈升愈高，為了解決問題，市府的腳步必須跑得更前、更快。市長要求同仁深入盤點，除了口罩，哪裡還有酒精？哪裡還有額溫槍？

何怡明局長形容，每天就是「東市找口罩，西市尋額溫槍，北市買酒精，南市購乾洗手」。為了執行這段急如星火的任務，成了不折不

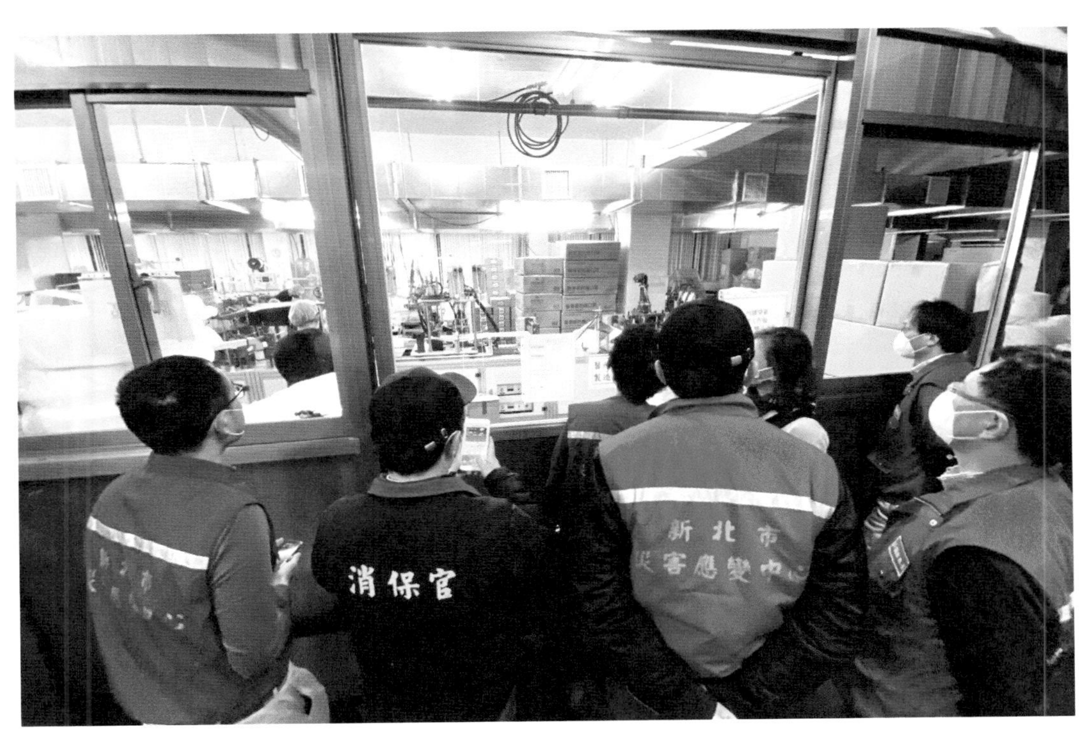

二〇二〇年大年初四，副祕書長朱惕之（圖中戴帽著紅背心者）率領市府團隊，訪視口罩工廠。

扣的防疫花木蘭。

過程中，為了留住一批即將出口的額溫槍，讓何怡明印象格外深刻。為利時效，當時先由新北市政府出具公文，提供做為廠商與外國合作企業協調延後供貨之依據，並同步向中央反應，而中央也採納了市府的建議，予以限制國內出口，這批額溫槍才順利留在國內。

何怡明表示，作戰裝備必須備齊，才能穩心迎敵。「地方政府尊重市場自由經濟，但防疫如同作戰，也感謝廠商願意以滿足國內需求為優先。」

“地方政府尊重
市場自由經濟，
但防疫如同作戰，
也感謝廠商願意
以滿足國內需求為優先。”

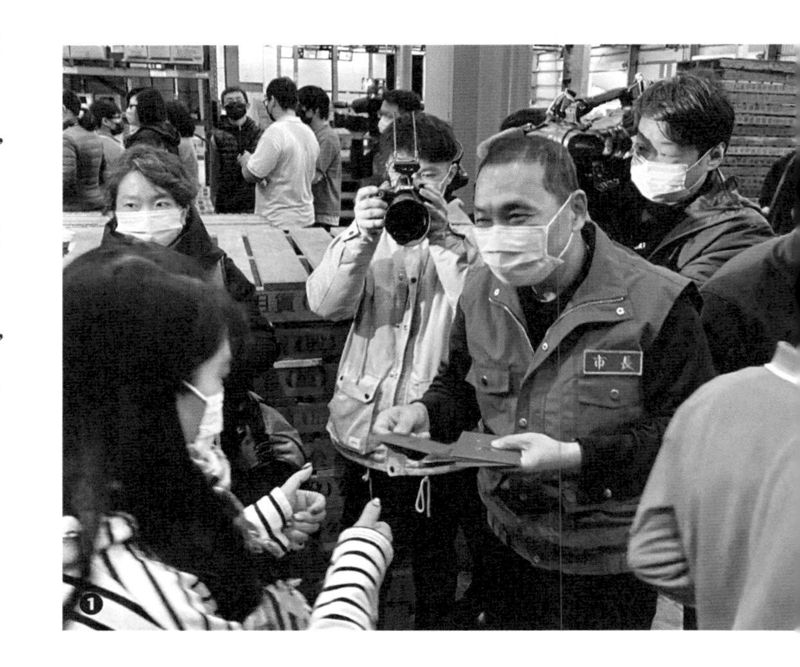

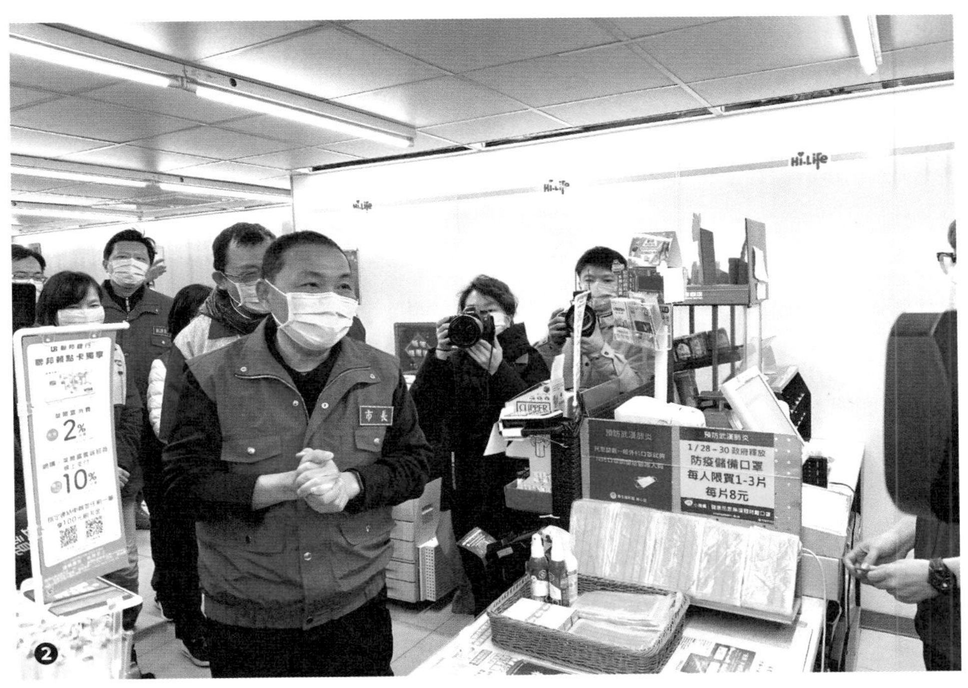

❷

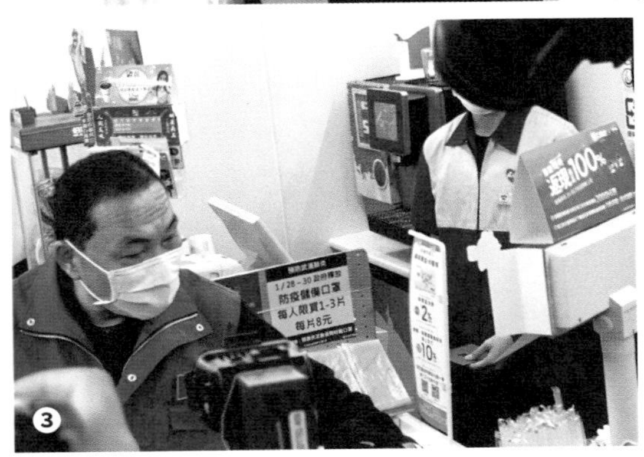

❸

❶ 侯友宜市長特地帶來開工紅包，向年節期間加班的物流中心工作人員致上謝意。

❷❸ 為了掌握通路端的口罩存量及銷售情況，侯友宜市長親自到便利超商關心民眾買口罩的情況。

第一天就成立八個防疫專責分隊

二〇二〇年一月二十一日，臺灣出現第一個新冠肺炎確診案例。這一天，消防局局長黃德清就已嗅到後送疑似染疫民眾就醫的需求，立刻同步成立八個防疫專責分隊，提前做好準備。

黃德清局長之所以如此警覺，是因為新北市消防局每年約有二十萬趟次的救護勤務，平均一天要後送五、六百名患者；這回碰上疫情，值勤的壓力將會大增，在車輛內裝設備及人員防護的思考上，都必須更加細膩，才能夠達到保護民眾和同仁的雙贏局面。

「我們最大的挑戰，就是同仁絕對不能夠染疫。一旦有同仁確診，整個消防分隊便會癱瘓，不但影響正常勤務，也無法執行後送疑似染疫民眾就醫的任務。」因此，成立專責分隊，以達到風險控管的想法，立刻獲得侯市長的支持，市長還親自到場視察，為同仁打氣。

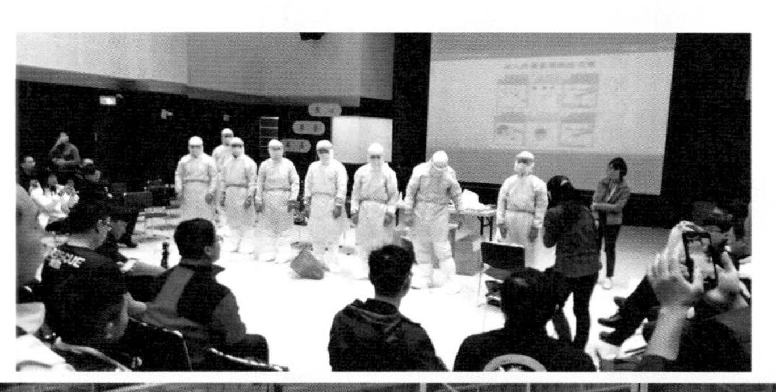

臺灣出現第一個確診案例的當天下午，消防局成立八個防疫專責分隊，並邀請衛生局專責防疫醫師，為第一線救護員實施防疫安全訓練。

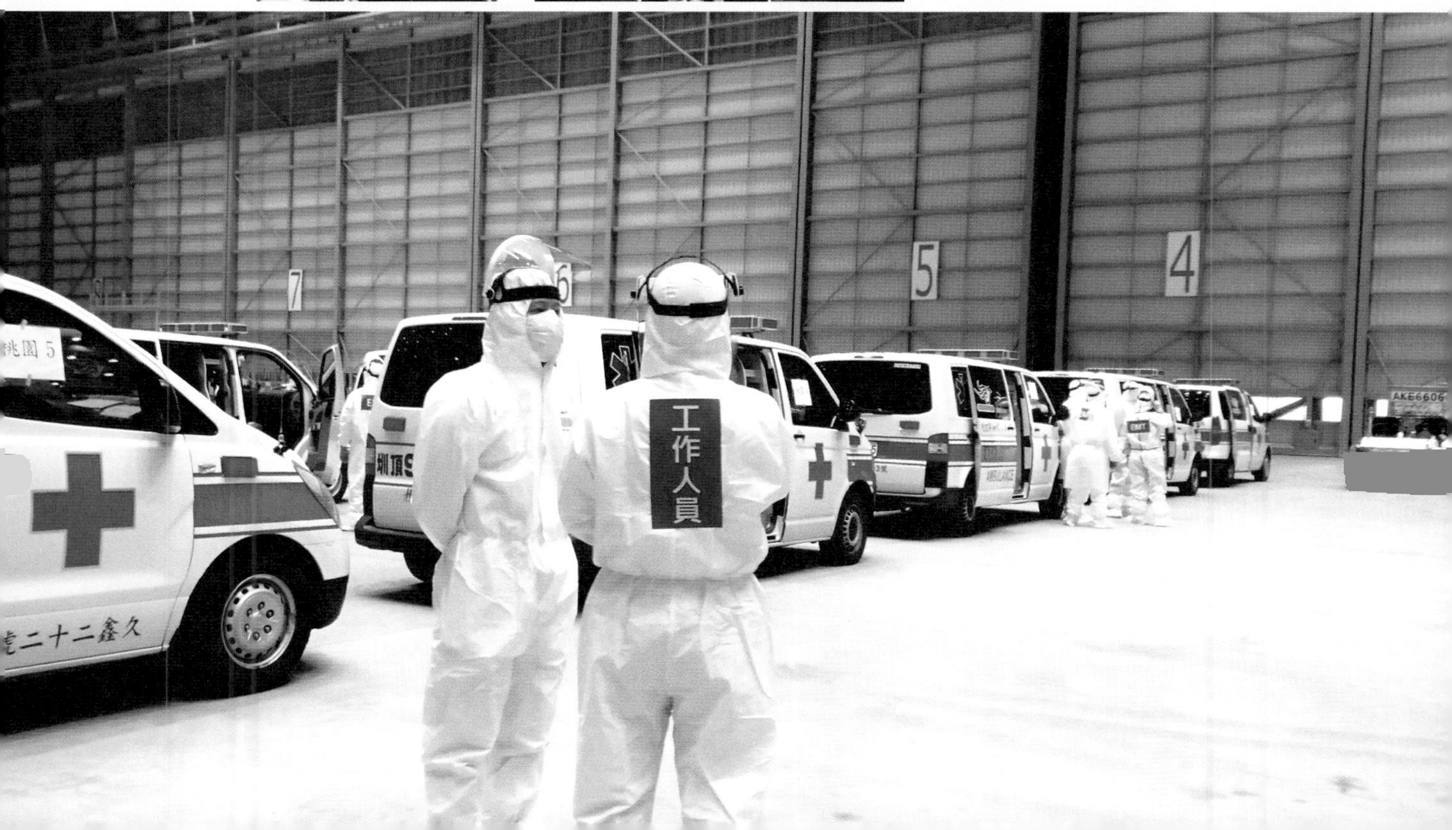

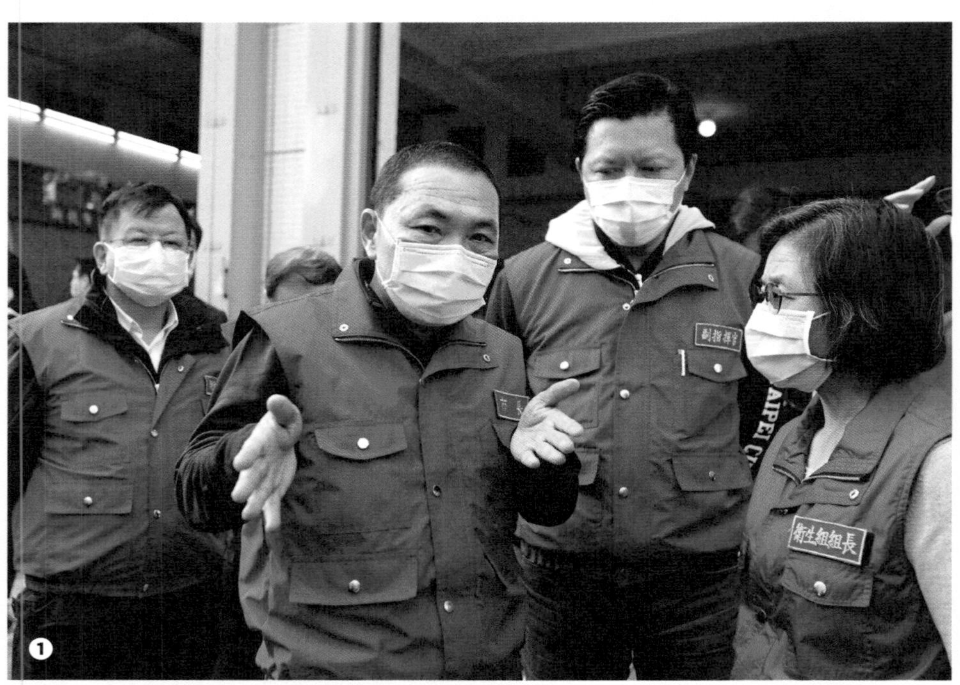

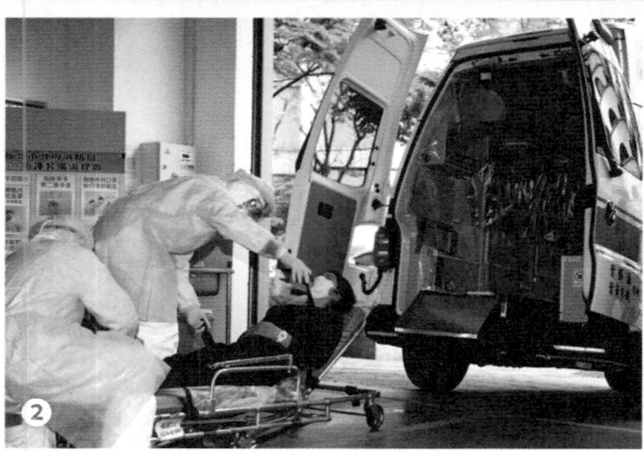

❶ 侯友宜市長（左二）與消防局副局長陳崇岳（左一）前往消防局新莊裕民分隊，視察「疑似新冠肺炎病患」運送防疫措施的演練。

❷ 平時負責市民緊急救護服務的消防局，此次在新冠肺炎防疫期間也扮演重要角色。

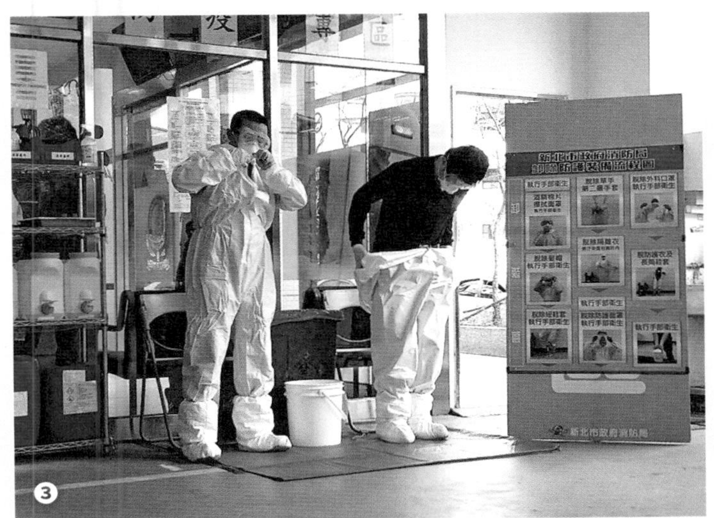

❸ 防疫演練真實呈現第一時間接獲指揮中心通報疑似個案時，防疫分隊將會依（疑似）傳染病傷病患標準作業程序進行防護衣穿戴。

❹ 八個防疫專責分隊均設置防疫專責救護車輛，以及專責救護人員，用最嚴格的標準、最嚴謹的態度，安全護送病患就醫。

❺ 防疫人員會依 SOP 進行護目鏡、N95 口罩、長短鞋套、防護衣、帽套及手套等防護措施穿戴，先落實自我防護，才能夠保護市民的生命安全。

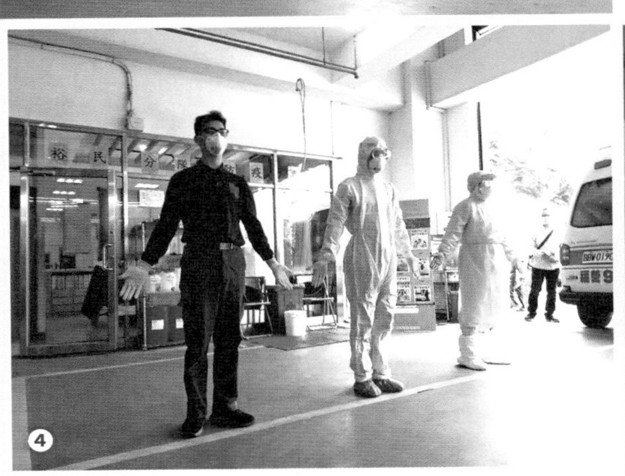

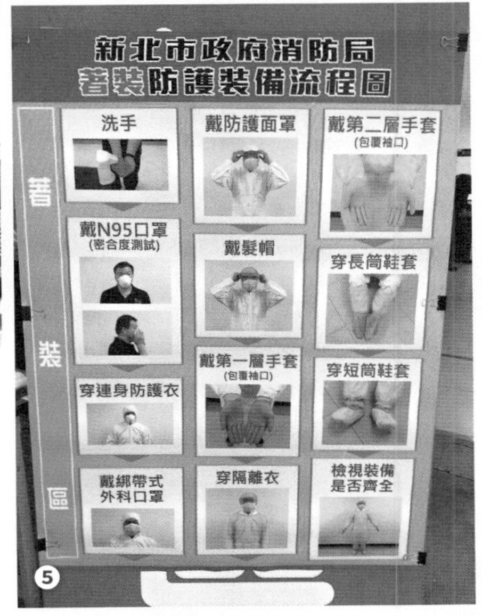

防疫英雄

衛生局科長　許玉芬

“疫調是對記憶與人性的考驗”

具有十三年傳染病監測經驗，歷經 SARS、H1N1、H7N9、狂犬病等疫情洗禮，許玉芬是臺灣難得的防疫好手，經驗豐富，而且冷靜沉著。

二〇二〇年一月二十一日，臺灣出現確診案例，兩天後，中國大陸武漢封城。許玉芬心裡有數，衛生局將面對今年最棘手的敵人，在還沒有疫苗之前，「我們的首要任務就是防堵，絕不能讓它在人群中擴散開來。」

要做好境內防堵，疫調工作必須全面展開，一一爬梳境內確診的源頭，加以揪出。這是一條鬥智鬥勇的綿長戰線。

要確診者逐一詳述過去十四天的行蹤，真的是有點為難。不過，「最大的困難來自於對方不願意說，又或者說了，但不盡真實，」許玉芬說。

面對無法避免的人性，這時候需要的，便是無盡的耐心與清晰的思路。進行疫調好像偵探辦案，還要前後對照他的說法、通盤思考他的背景。許玉芬說明：「看看哪裡邏輯不通、哪裡有所疏漏，再加以補問，才能進一步確定。」

新北市就曾出現一個案例，團隊

費盡心思分析、比對，才找到源頭。

這是一個本土案例，確診者住在城市鬧區，但是生活單純。一開始，團隊怎麼樣也找不到源頭，許玉芬忘不了當時的心情：「我們心裡很恐懼，擔憂病毒因此擴散出去，讓民眾更恐慌。」

雖然憂慮，手中的工作卻不曾慌亂，反而更要耐心地抽絲剝繭，從龐雜的人事物中，找到關鍵的接觸點。

許玉芬利用 Google Map 仔細觀看確診者走過的道路和巷弄，同時對比警察局提供的監視器畫面，終於循線看到一個地址。局長陳潤秋一看，瞬間連結起腦海中的資料庫：「那個地址有點眼熟，似曾相識。」

一路找查地址，終於發現真相。

原來，這個地址曾出現在一位尚未確診者的疫調中。兩個人相識但不熟，雖然都曾經在這裡聚會，卻不約而同忘記了自己參加過這場活動。

好像一場令人振奮的勝仗，不顧當時已經清晨四點，團隊立刻打電話給警方，通知這個好消息。

雖然這次的病毒詭譎多變，疫調工作對許玉芬來說卻不陌生，「臺灣經歷過 SARS，我們一開始就用 SARS 最高規模來做防疫，雖然打得辛苦，但也相對安全。」

疫調需要時間，但防疫卻必須跟時間賽跑，許玉芬必須隨時保持備戰狀態。

「疫調資料一出來，即使時間再晚，都要一一攤開檢查，」許玉芬回憶，有時候資料半夜出爐，不僅她帶著同仁一起熬夜分析，就連局長也加入研判。

即使如此，難免也有事情做不完、心裡承受不住的時候。但是，「脆弱只等回家後，」許玉芬說：「昨天的失敗，睡一覺起來，繼續修正。」

只因為身為疫調人員，了解微生物的瞬息萬變，也知道民眾心中的害怕。

防疫英雄

經濟發展局代理科長　李青娟

“感謝他，沒有以為我是詐騙集團”

二〇一九年年底，李青娟才調到經發局商業發展科，還不到兩個月，就接到一個超級任務。

二〇二〇年大年初三晚上十點，李青娟人在婆家，突然接到主管來電：「為掌握抗疫物資儲備能量，初五市府高層須親至物流中心了解狀況。」

她先後查詢幾家超商客服專線。不出所料，由於還在年假期間，不是暫停服務，就是沒人應答。緊迫的任務，激起她摩羯座天生使命必達的固執個性，她不放棄，終於在一家公司的網頁，看到一支春節期間的緊急聯絡電話。這一次，電話那頭有人接起來了。

接聽者是警衛。她一邊說明來意，一邊擔心對方當她是詐騙。如果警衛因此掛她電話，李青娟也能夠諒解。但電話那頭傳來的「我會設法聯絡公關部門」這句話，有如黑夜中的星光，為李青娟照亮了希望。接下來的分分秒秒，在一次次的接電話、一再再的解釋中過去；市長關心防疫物資的急切心情，也在該公司權責部門的訊息傳遞中，一層層擴散開來。

次日凌晨兩點，李青娟終於與具有決策權的公司高層通上電話。天亮之後，對方明確告知，「可以到訪。」

一路順利安排到最後，上天卻開了李青娟一個玩笑。該公司的物流中心雖然位於新北市，然而防疫物資儲存的溫溼度，必須符合衛福部嚴格的制定標準，因此，儲存防疫物資的物流中心並不在新北市。

礙於首長貿然跨縣市參訪並不適宜，這場挺過時間壓力完成的安排只得取消。李青娟內心對這家公司感到非常抱歉，另一方面則繼續努力，終於在接獲任務的四十小時內，讓侯市長於大年初五前往樹林萊爾富超商物流中心，確認防疫物資供應狀況。

市長如此急切，是因為過年期間，市面上口罩、酒精遭搶購一空的緊張氣氛，喚醒他在 SARS 期間防止民眾搶口罩的切身經驗。當時侯友宜擔任桃園縣警察局局長，多次派警察到口罩工廠站崗、清點數量。他研判，如果缺貨的情況不快點解決，防疫破口可能很快出現。「地方政府是末梢，必須了解真實情況，」侯市長表示。

經過這次參訪，並緊接著在二〇二〇年二月一日訪視藥妝、藥局、便利商店的口罩供應，侯市長於二月二日向中央提出以健保卡領取口罩的「實名制」建議。第二天，行政院宣布，購買口罩將採實名制。

在市府團隊的群策群力下，侯市長下令超前的防疫作戰，一上場就打了漂亮的一仗。身為其中的一員，即使再累，那位在大年初三願意幫忙聯絡的警衛、那家在短短幾小時確認可以到訪的業者，都讓李青娟永難忘懷，社會上的每一個人都在努力，互相幫助，一起對抗無情的新冠病毒。

FEBRUARY

2020年2月

快快樂樂上學
平平安安回家

二月經常是寒假結束、新學期展開的月份，也是父母鬆一口氣的開心時刻。但因疫情而延後兩個星期開學，不僅打亂了家長的節奏，也加重爸媽們的憂心。

孩子們還沒拿到新課本，多出來的這兩個星期，該如何安排學習步調？新北市政府在二〇二〇年二月十五日即擬定「停課不停學．學習送到家」新北防疫線上學習方案，供親師生突破時空限制，自主備課、學習與複習。

二〇二〇年二月二十五日的這個開學日，和以往開學日最大的不同，就是要戴口罩上學，保護自己也保護別人，而且一踏進學校大門就要量額溫、學習如何仔細洗手。

「快快樂樂上學，平平安安回家」，這兩句在每一間學校都看得到的標語，在此時成為每一個人最渴求的心願。

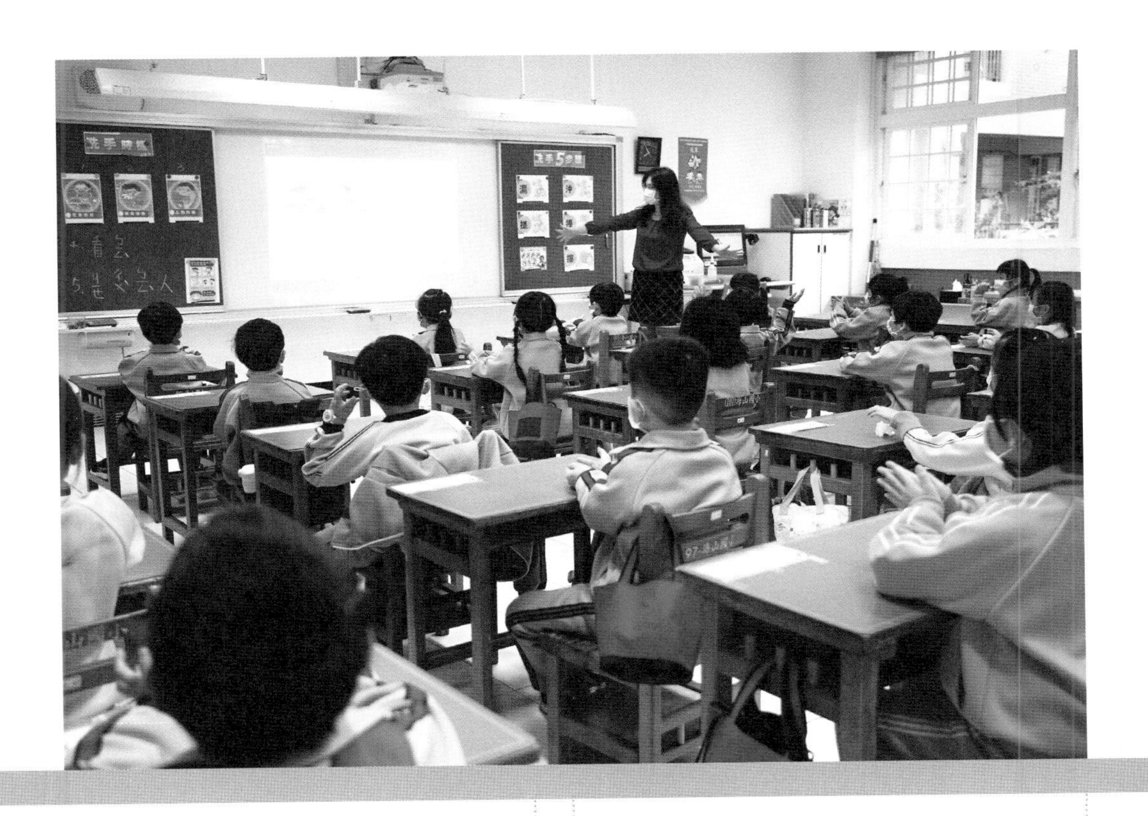

本月大事

2/14
西洋情人節

2/15
春節彈性放假補班日

2/28—3/1
二二八和平紀念日連假

嚴謹的校園防疫守備是這樣誕生的

板橋大觀國小。學校老師正在為走進校園的學生量額溫。

我們的侯市長一邊用手指頭數算著，量一次額溫需要幾秒鐘；一旁的同仁則豎起左手掌，比算學生排隊的距離是否安全。兩人的表情專注而嚴肅，連帶讓在場的每一個人跟著神經緊繃起來。明天，就是開學日了。大觀國小在二〇二〇年二月十五日開學前，進行新北市第二次的校園防疫演練，謹慎確實的校園防疫演練獲得圓滿成果。

侯市長又宣布新北市所有的補習班，一律強制戴口罩。

教育局局長張明文說，這也是新北市先於全國的防疫措施，不單是因為臺灣當時確診第三十一個案例，於寒假期間上過補習班，更因為新冠病毒的魔手，已經伸進全球一百八十八個國家的教育體系，造成高達九成國家的學校因此停課。

張明文表示，補習班與課後輔

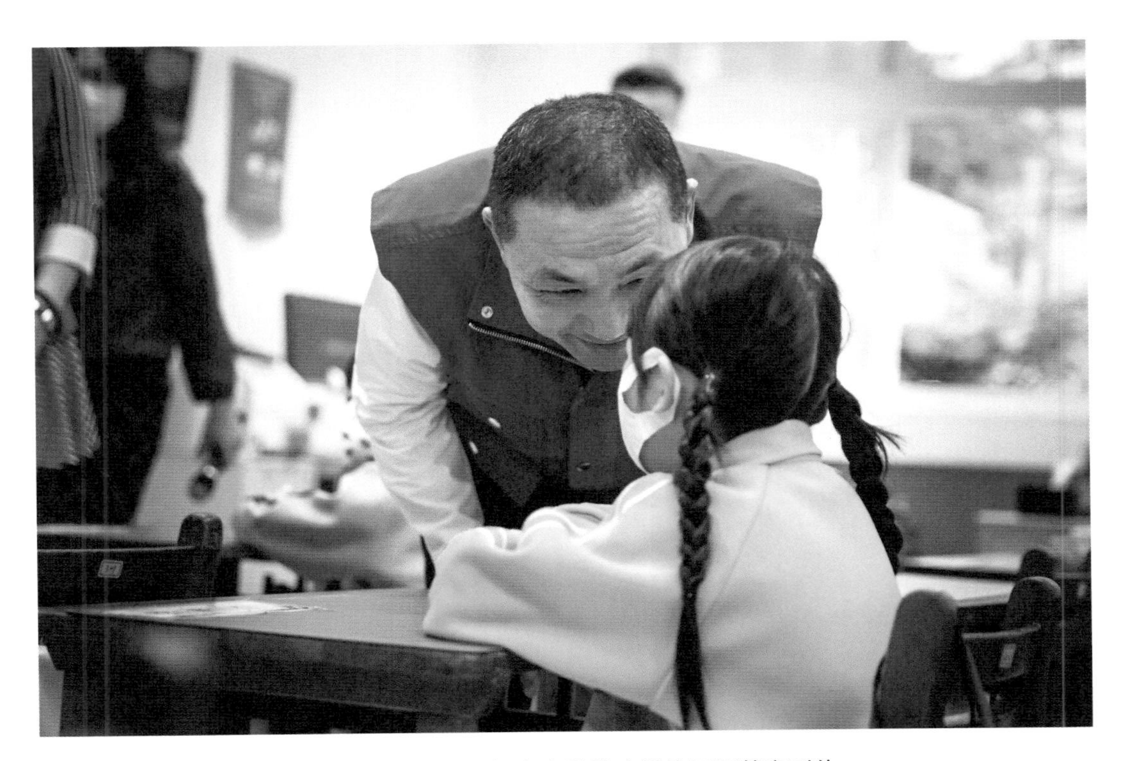

重視細節的侯友宜市長與國小學童互動，親自察看防疫措施是否落實到位。

> “學生的受教權與健康，
> 沒有灰色地帶。”

導班，絕大多數都屬於密閉空間，學生在裡面上課活動，的確提高傳染風險。除了強制補習班戴口罩，我們的市長還建議補習班準備一份防疫項目檢核表，確實做到每天兩次的全面消毒。

張明文說：「市長出身基層，看過太多事情，知道什麼是『對』的事，做對的事情，絕對不打折扣。」要知道，新北市登記有案的補習及課後班高達三千家，不但教育局經常派人稽查，市長也不時到補習班親自抽查，甚至祭出，一旦發現違反規定就吊銷執照的罰則。

在疫情面前，市長的硬派作風，曾造成補習班的一絲憂心。國小學童好管聽話，但處於叛逆期的國、高中生，恐怕難以乖乖配合，希望市長降低違反規定的罰則。但病毒無情，防疫無法討價還價，市長所擔心的，正是許多家長關心的。

學生的受教權與健康，沒有灰色地帶。

站在教育的第一線，張明文說，一開始執行也會緊張，逐漸操作下來，校園防疫守住了，補習班也沒有淪陷，學生對於公共衛生的概念，在每日的上下學中扎下了穩固的根基。

凡此種種，看在張明文的眼中，「真的很令人感動。」

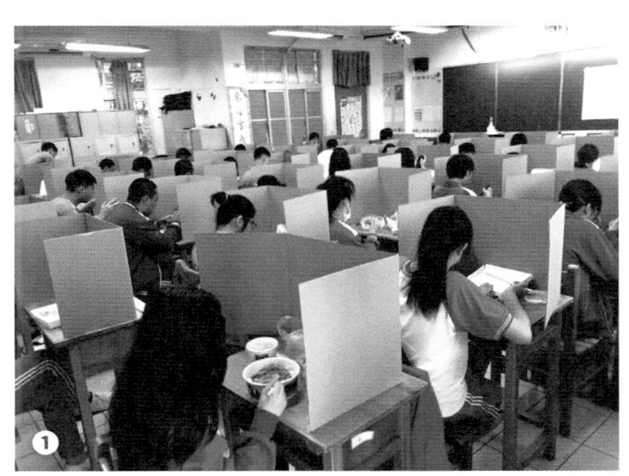

❶ 新北市校園午餐也要重視社交距離，多一層保障，多一層安心。

❷ 新北市落實校園消毒防疫工作。

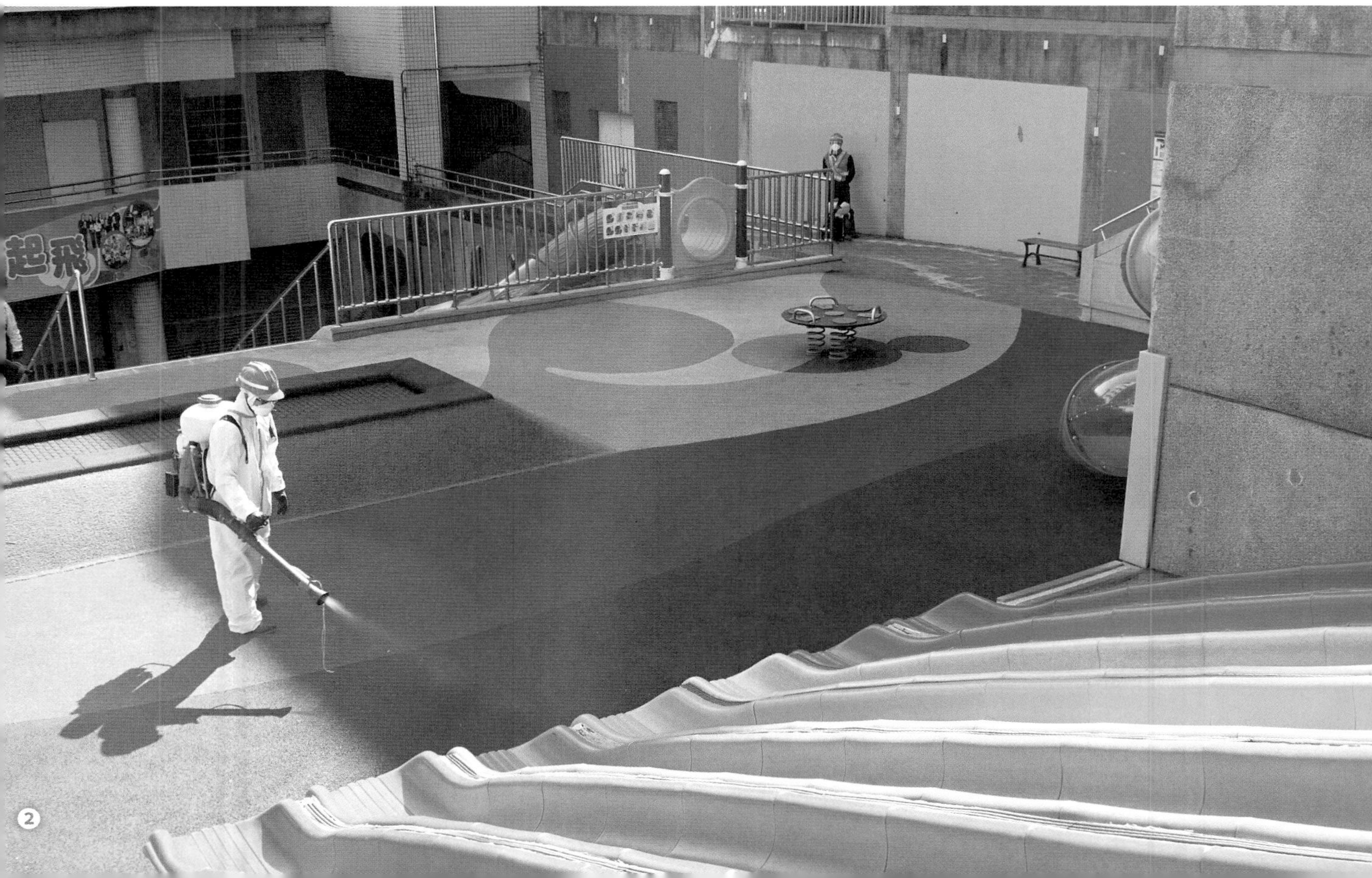

成立居家檢疫關懷中心

當超過五千名自國外返臺，一入境便得進行十四天的居家檢疫者，馬上會面臨多少實際的生活問題？

他們如何解決三餐？如何倒垃圾？身體不舒服，又不能外出就醫怎麼辦？心裡憂鬱恐慌時，又要如何求救？因為每個狀況分屬不同局處，民眾哪裡搞得清楚，搞不清楚的狀況，就會耗費許多時間在撥接電話中，非常不便。

想到這一層，市長覺得有必要成立一個整合民政、環保、警察、社會、消防、衛生六大局處資源的中心，方便追蹤關懷居家檢疫管理，並提供生活服務。二〇二〇年二月二十日，就在「應變中心」的隔壁，「新北市居家檢疫關懷中心」出現了。

除了六大局處派人進駐，針對居家檢疫者的身心需求，醫師公會也組了一個團隊來提供服務，除了電話問診、線上視訊醫療、社區藥局送藥，也提供臨床心理諮商師做身心關懷。它就好像另一種社區便利商店，二十四小時為民眾開放。

成立那天，連衛福部陳時中部長都來參觀，並且不吝稱讚「有組織、有計畫、有步驟」。新北市首創居家檢疫關懷中心，後來中央也要求其他地方政府仿效，二〇二〇年三月一日起各縣市也陸續成立。

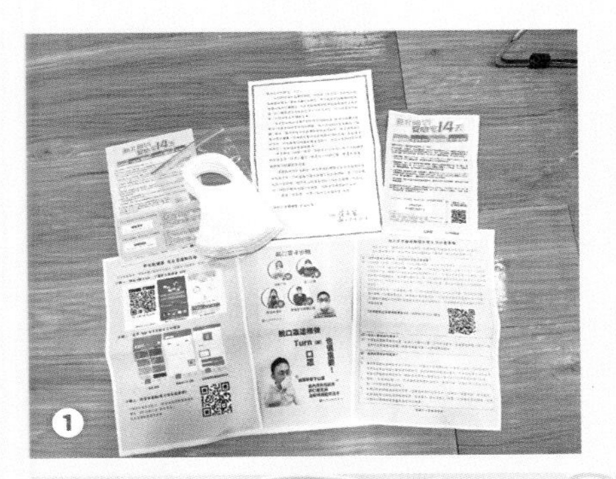

❶ 新北市居家檢疫關懷包為全國首創。

❷ 新北市居家檢疫關懷中心集結各局處資源，多方面滿足民眾需求（左起：時任警察局局長陳檡文、消防局局長黃德清、衛生局局長陳潤秋、民政局局長柯慶忠、時任副市長吳明機、市長侯友宜、副市長謝政達、副祕書長朱惕之、交通局局長鍾鳴時、環保局局長程大維、社會局局長張錦麗）。

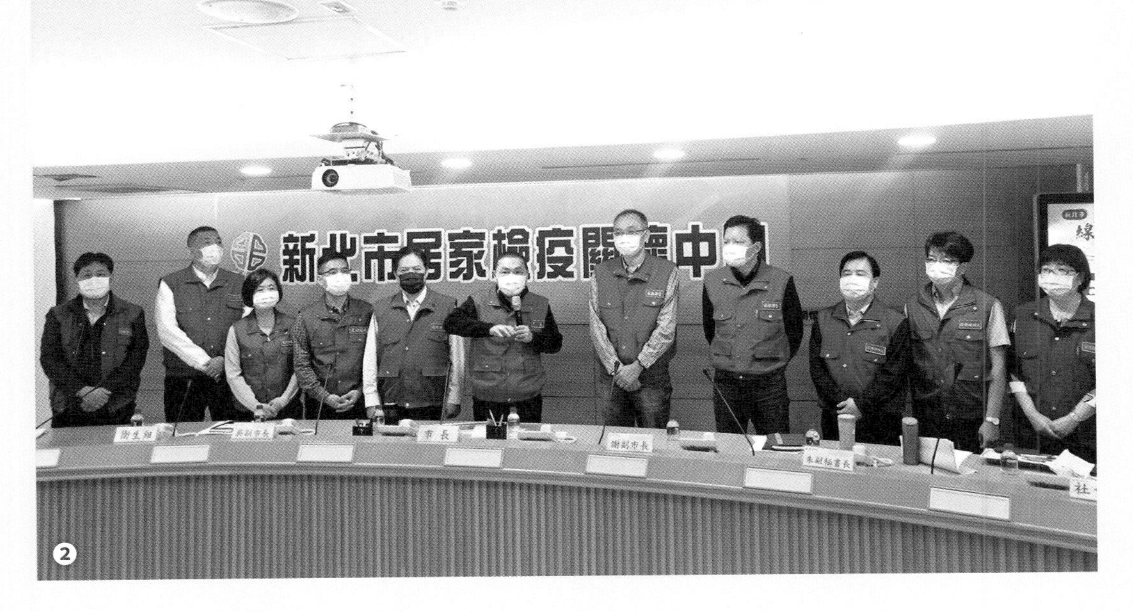

新北市居家檢疫關懷中心
市長
關懷專線:89535599
轉1520(有我愛您)-----

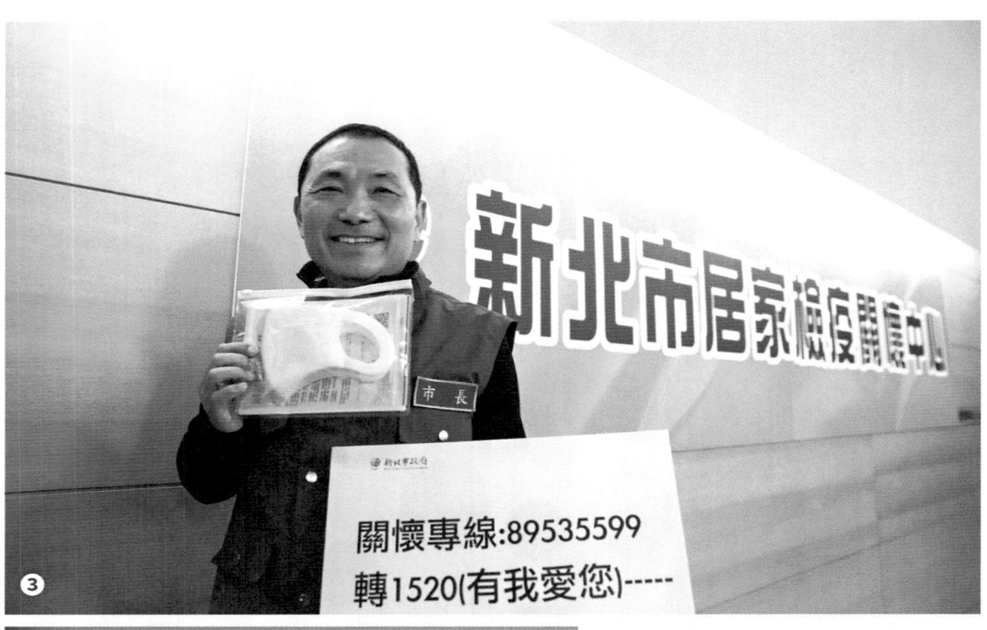

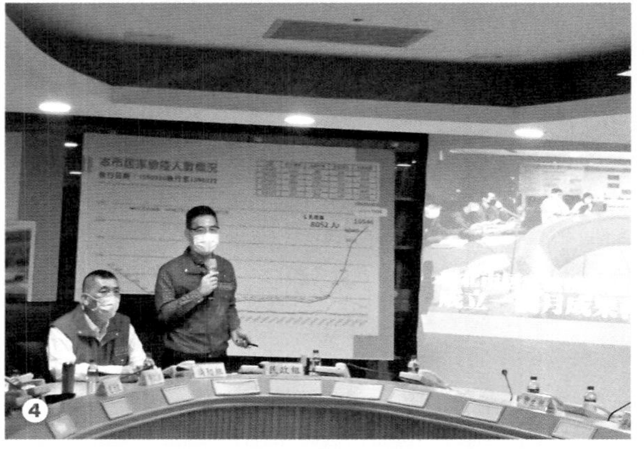

❸新北市成立居家檢疫關懷中心，是全國創舉。

❹新北市居家檢疫關懷中心成立滿月，服務超過一千七百九十二個案，前三名需求分別為防疫旅館諮詢、關懷包、就醫諮詢。

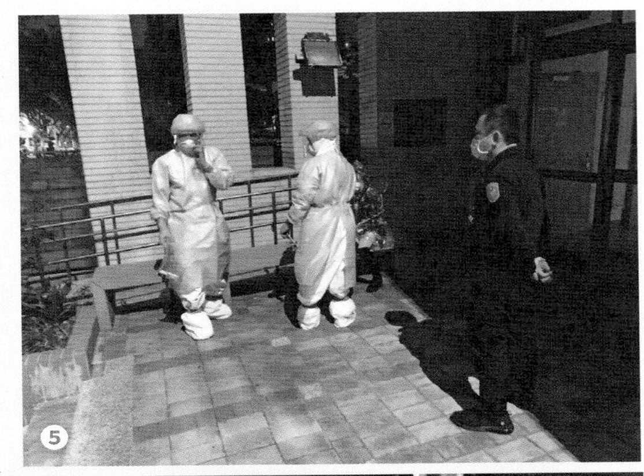

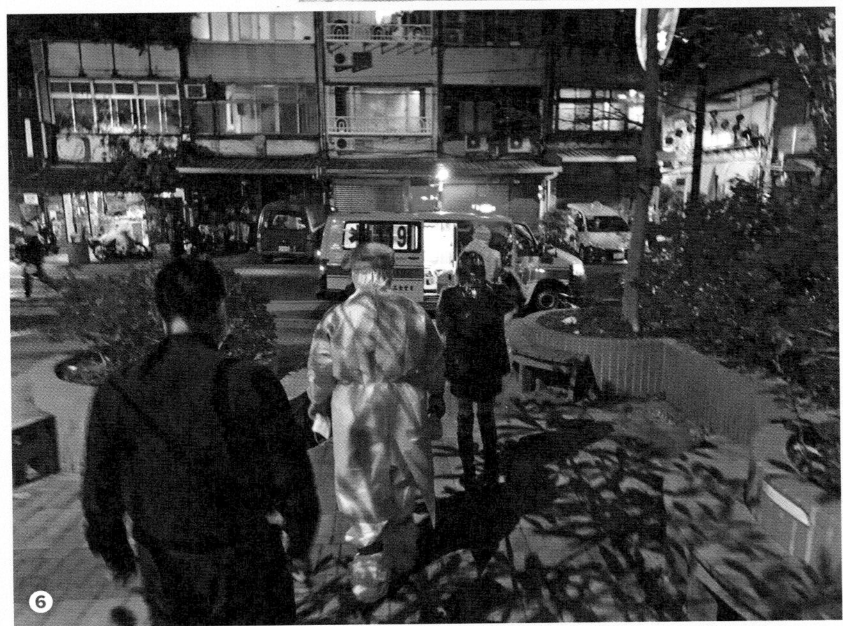

❺❻當居家檢疫有狀況時，為了提高防疫安全，警消單位都會全員動起來。

防疫英雄

汐止區公所里幹事　劉美杏

“不能讓居家檢疫者變成防疫破口”

「妳轄內的居家檢疫者，昨晚騎車出門，紅燈右轉被警察臨檢……」劉美杏聽到防疫相關人員打來的電話，心臟差點跳出來。

正值疫情嚴峻時期，劉美杏負責的居家檢疫者暴增，早中晚都忙著電話追蹤。她負責的轄區多在山區，除了單趟路途較長、遇雨視線不良，夜晚在山路上奔波，最讓她頭痛的便是手機收訊不良。

某個週日下午，劉美杏有三位檢疫者連續電話失聯。她趕緊找里長一起前往檢疫者的住所，里長拚命敲門，敲到手都紅了，仍然沒有任何回應。劉美杏拿起手機準備報警，這時，門開了。

虛驚一場，讓劉美杏和夥伴急得滿頭大汗，卻沒有多少怨言。

「也不能怪檢疫者。他們剛從國外回來，有的尚有時差，睡熟沒聽到電話聲；有的被關在家裡，心裡怨悶，不想接電話，」劉美杏兩手一攤說，收訊不良情有可原，有那麼一、兩個故意搞失聯，也是無奈。

為什麼不出動警察協助呢？

原因之一是，檢疫者個資必須保

密。另外，警察一現身，反而引起鄰居懷疑恐慌。這時候，劉美杏還要費盡口舌解釋，安撫旁人的情緒。

這場疫情影響了許多人的生活，也徹底改變了劉美杏的工作。她坦言：「大家都沒什麼經驗，偏偏這個工作需要五花八門的能力，體力要夠、敏感度要高，才能從蛛絲馬跡中判斷居家檢疫者的真實狀況。」

愈害怕的事情，總是愈容易發生。

有一位檢疫者從柬埔寨回國，劉美杏和他交換手機號碼、留下市內電話號碼，又加了 LINE，並再三囑咐他把手機放在窗台訊號最強之處，以為這樣萬無一失，誰知……

當天晚上，劉美杏就聯絡不到這位檢疫者。原來他已經悄悄出門。

居家檢疫者偷跑，極可能造成防疫破口，劉美杏嚇出冷汗，馬上透過鄰里長層層找人，最後得知他是某鄰長的姻親，馬上協助警方將此人強制移送集中檢疫所。

除了聯絡不到的壓力，近距離接觸的染疫風險，也衝擊劉美杏的神經。居家檢疫者移送之前，她必須讓對方簽署文件，縱使戴著手套仍然感到不安，只能趁處理完事情後轉身噴酒精消毒。

那一次待命移送，一直忙到夜晚，山裡已經一片漆黑。劉美杏記得，警車開在狹窄的山路中，又陡又彎，真是步步驚心。

防疫作戰中，劉美杏看到許多人性，讓她哭笑不得：有位居家檢疫者硬要找到人幫忙遛狗；還有一位竟然開出菜單，要求代為採買土雞、麻油、老薑和米酒，想自煮麻油雞……，所幸區長陳健民主動分流大家的工作，同仁不分你我協助支援……

雖然遇上的大小麻煩多如牛毛，但劉美杏慶幸，「能守住防疫線，就值得欣慰。」

防疫英雄

教育局體育及衛生教育科專員　魏佳瑜

“從挫折中成長的校園防疫演練”

「開始進行校園防疫計畫！」二〇二〇年大年初三，正在婆家團圓的魏佳瑜，接到電話後便放下碗筷開始工作。雖然她做過 H1N1 新型流感等防疫計畫，但面對訊息不夠明朗的新冠肺炎，絲毫不敢大意。

防疫訊息變化太快，命令布達與執行，跑公文通知學校單位太慢，教育局很快在 LINE 上開設了任務群組，加速公務進行及交換訊息。

眼看疫情延燒，馬上面臨的挑戰就是開學。「新北市有多達三百多所學校，公私立幼兒園一千多所，共三十幾萬學生，」魏佳瑜戒慎恐懼，校園一定不能出現破口，否則影響太大。

這時間，侯市長幾乎每天往各個學校跑，並且迅速下達各項「校園防疫準備」的指令。

其中，防疫演練史無前例，新北市超過六十班以上的大型學校又居全國之冠，狀況相對複雜，應該怎麼做？

魏佳瑜拿著與學校腦力激盪生成

的腳本，從上學、量體溫、發燒、午餐等流程，一一在蘆洲仁愛國小搬演。沒想到，市長看完皺起眉頭，魏佳瑜懸著心，「市長不滿意……」

五天後，在板橋大觀國小，演練再度上場。市長找來原本就擅長救災演練的消防局全力支援，魏佳瑜終於了解什麼是「魔鬼藏在細節裡」。

上學進校門要量體溫，額溫槍與額頭的距離是多少？量一次的時間會多長？若發現學生發燒，要安排他們去哪些地方休息？休息區域的防疫措施是否足夠？午餐時，學生打菜應該怎麼著裝？吃飯座位怎麼安排？

每個細節都要具體明確有步驟，「侯市長以防疫最高原則來處理，務必做出確實到位的 SOP，」演練完畢，看到一切可能發生的情境都設想到了，也在實際操作中一一解決，魏佳瑜感到開心：「人命最重要，萬一出現破口，都是我們的責任。」

這套千錘百鍊的腳本，印製成冊，送到新北市各個學校，成為校園最佳防疫指南，不僅防堵了疫情滲透，也讓家長及學生免於恐懼。

除了防堵病毒進入校園，如何協助受疫情影響的教學，也是教育局的責任。局長張明文引領團隊力行雲端行政、數位教學，輔助學校推動「停課不停學．學習送到家」，全局總動員。魏佳瑜說：「我們也幫助老師上數位課程，做班級經營。」

而身為教育局的一員，肩負彙總任務的魏佳瑜事情也多得不得了。

隨時 on call 的繁忙工作，讓魏佳瑜難以兼顧小孩的照顧，但家人支持她，先生也趁機教育孩子：「媽媽為了整個新北市的小孩在努力，你們也要自己成長！」

MARCH

2020年3月

空盪盪的機場

你的社群媒體同溫層，應該都出現過類似的照片——空盪盪的機場。

三月是日本櫻花盛開的季節，每年都有不少國人為了賞櫻之行，早早在過年前查閱櫻花預測表，把特休假請好，安排最佳賞櫻行程。

但自二〇二〇年三月十九日零時起，交通部觀光局配合防疫，發函旅行社，要求二〇二〇年四月三十日前全面禁止組團赴國外旅遊或接待來臺觀光團體，許多民眾開始與旅行社聯絡，辦理解約退費事宜。

疫情不但讓許多人看不成日本的櫻花，出國禁令也使得旅宿業者生計大受影響。二〇二〇年四月份，新北市政府與中央合作推出的「安心即時上工計畫」，以及新北市政府社會局與勞工局推動的「好來工作」以工代賑計畫，就納入了一些原本從事導遊與領隊工作的民眾，使他們暫時不致受到失業之苦。

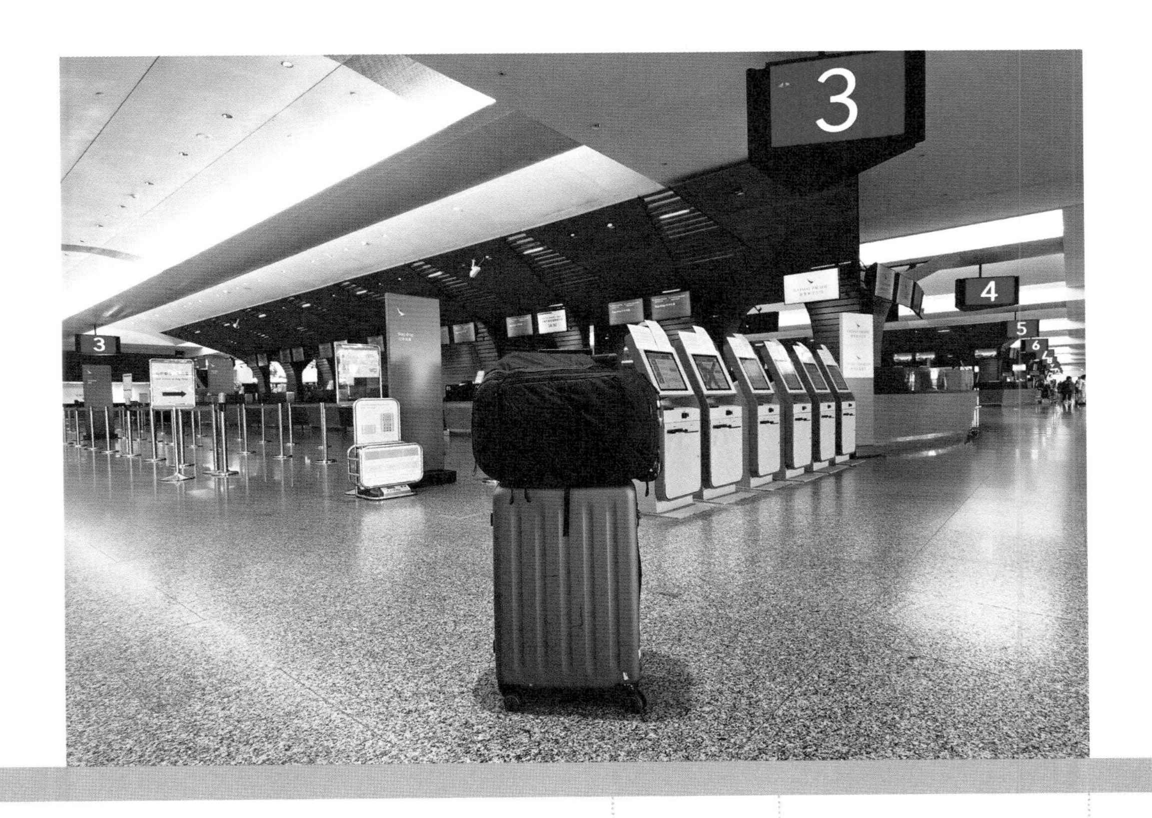

本月大事

3/15

新北市萬金石馬拉松因疫情取消

3/20

新北市公有封閉型場館暫停對外開放兩週

3/31

新北市公有封閉型場館延長封閉兩週

亞洲首場社區防堵演習
向四月封城兵推邁進

疫情在二〇二〇年三月時如野火燎原，美、加兩國被提升為旅遊疫情「第三級」，美國在確診人數上躍升為世界之冠，因新冠肺炎死亡也超過一千一百人，令人心驚。

二〇二〇年三月十四日，新店的央北社區，出現大批軍警消的蹤影，嚴格執行社區出入人流管制與垃圾清運，並由全副防護武裝的化學兵，步行或乘坐悍馬車，進行街道巷弄全社區消毒。

這並不是新冠病毒已經攻陷社區，而是一向具高度危機意識的侯市長，早已想到萬一有一天發生疫情第二階段的「大規模社區感染」，該怎麼辦？雖然臺灣以第一階段「避免社區感染的發生」擋住了疫情，但市長心中從來不以此為喜，反而憂慮即將接踵而來的第二、三波攻擊。

一旦疫情進入第二階段造成社

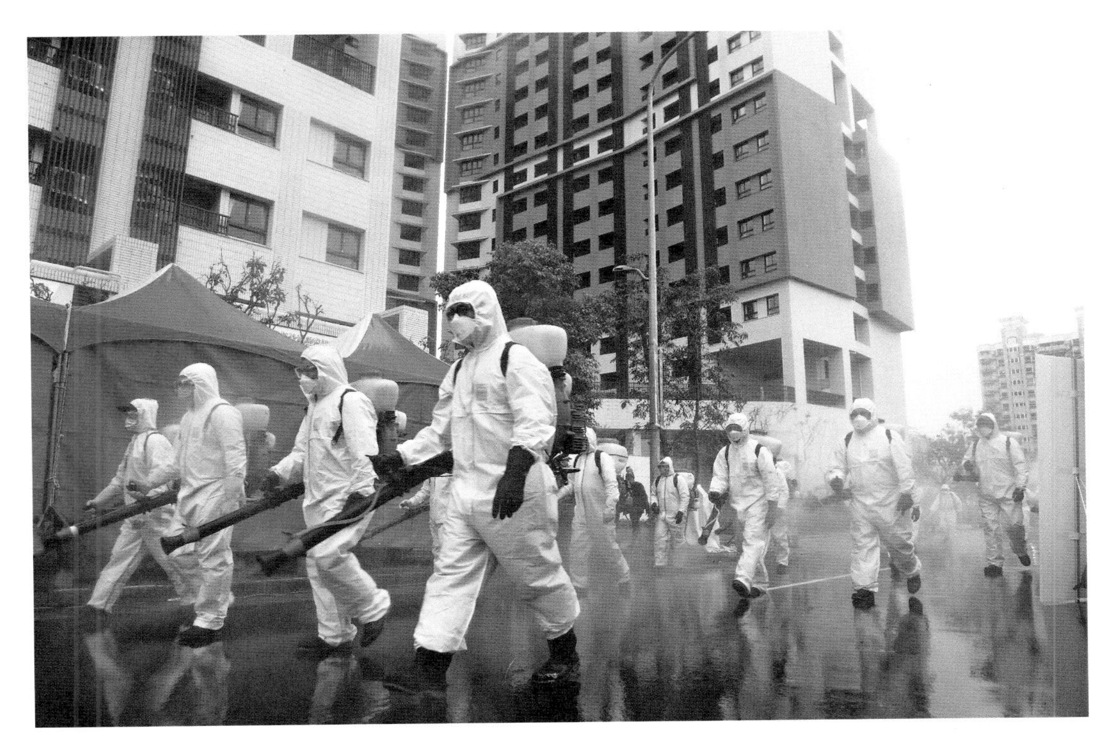

這場因應新冠疫情舉辦的社區防堵演習，成為四月封城兵棋推演的堅實基礎。

區傳播，很快就會邁入第三波的社區癱瘓、醫療系統崩潰。

市長因而下令展開「大規模防範新冠肺炎社區感染示範演習」，也成為亞洲第一場為社區感染準備的防疫演練。

這場選在央北社區的演習，設想狀況包括平時居家防疫整備、零星個案確診、單一社區感染，以及大規模社區擴散傳播等。

這次演習由衛生局與消防局主導，動員各局處、轄內醫院及志工，並請國軍支援，共超過千名人力。針對疫情變化各階段會面臨的嚴峻挑戰，模擬防疫應變策略。

當單一社區出現感染時，在受感染的大樓中，實施出入管制，以被匡列為接觸者做好居家隔離與視訊診療，其餘人自由進出之軟封鎖為原則，並由社會局出動安置因父母染病無法照顧的幼童，而飼主發病無法照顧的寵物，則由動保防疫處接手照料。

到了暴發大規模社區感染的階段，衛生局會擇定疫情最嚴重的社區，成立「市級前進指揮所」，設立篩檢醫院，並實施輕重症患者分流。

衛生局局長陳潤秋原本設定，大規模社區傳播，以確診人數一千

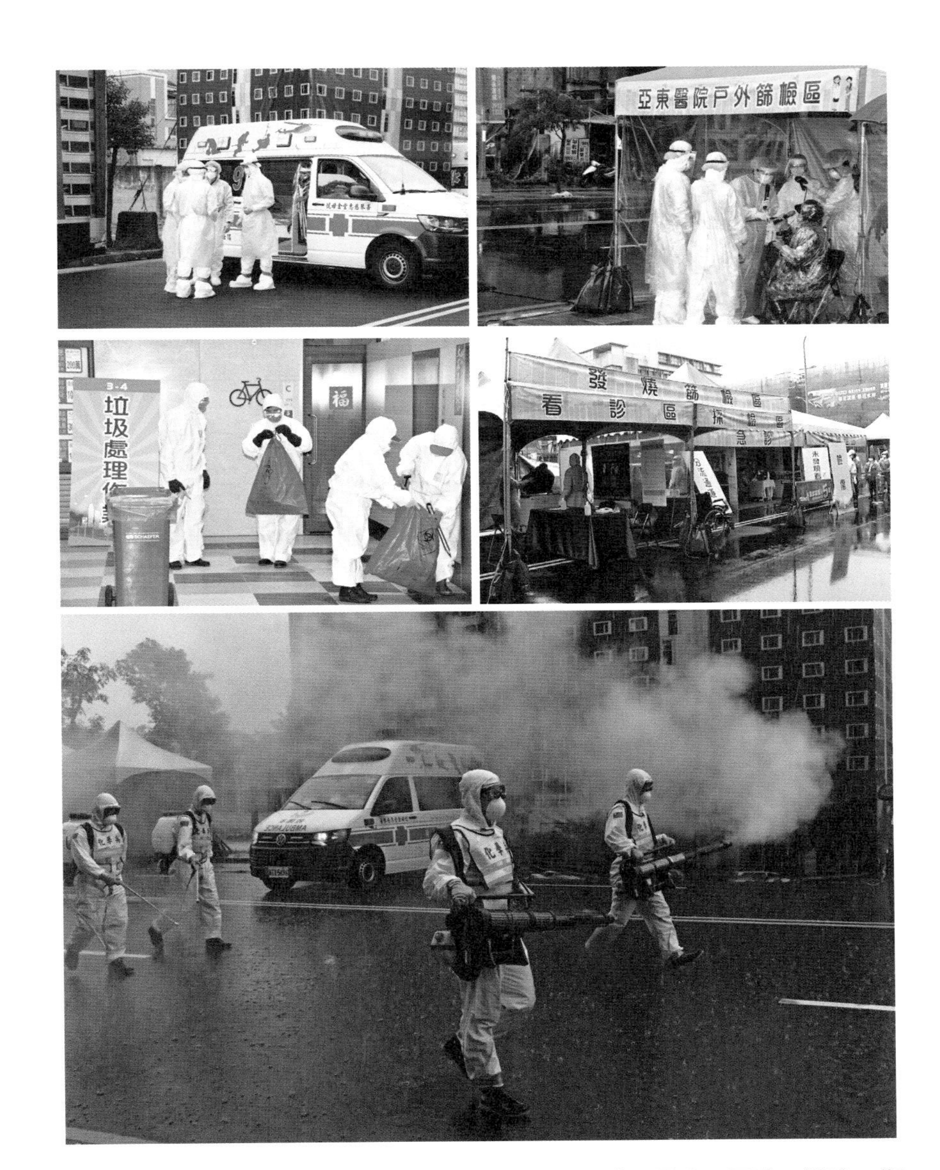

新北市這次超前部署的演習十分逼真，將民間團體、醫院、民政、社政、衛政等各體系都連結起來。

人來做模擬推演。沒想到市長表示，臺灣確診人數在當時已逐漸往三位數上揚，必須提高挑戰，用三千名確診患者來做模擬推演。

經過細算盤點，以現有十七家急救責任醫院，可清出六百七十八個床位，專責收容肺炎重症患者，而無症狀或輕症穩定患者，則移至「隔離收治中心」。如果發生大規模社區感染，則已經找好沿海風光明媚的三棟「隔離收治中心」，供無症狀或輕症患者兩千床位。

衛福部的陳時中部長，還有中央流行疫情指揮中心專家諮詢小組召集人張上淳，也到場觀看防疫演習。從實際演習中，市府團隊更清楚作戰能力，以及所擁有的防疫量能，在把握度上更顯安心。

這次演習的成果，成為緊接著四月「擴大管制兵棋推演」的基礎。民政局局長柯慶忠為此兵推，特別蒐集歐美各國封城資料，並譯成中文，再根據臺灣各方面不同條件，設計出「高度管制、低度活動」的方式。

這次兵推共分為十五個議題四十五個項目，分為擴大管制初期、擴大管制執行期間及撤除擴大管制階段，以阻斷大規模社區傳播。

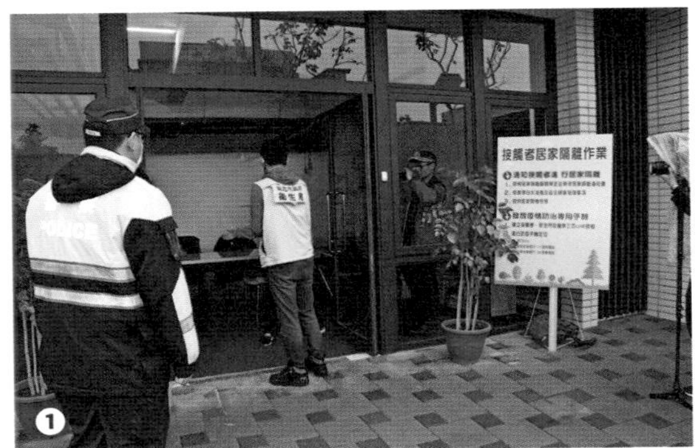

❶ 居家檢疫的對象如果失聯，該如何協尋，也在此次演練的假想狀況之內，務求做到防疫滴水不漏。

❷ 新北市各局處、公所組成的紅背心團隊，與國軍共同舉行擴大管制兵棋推演。

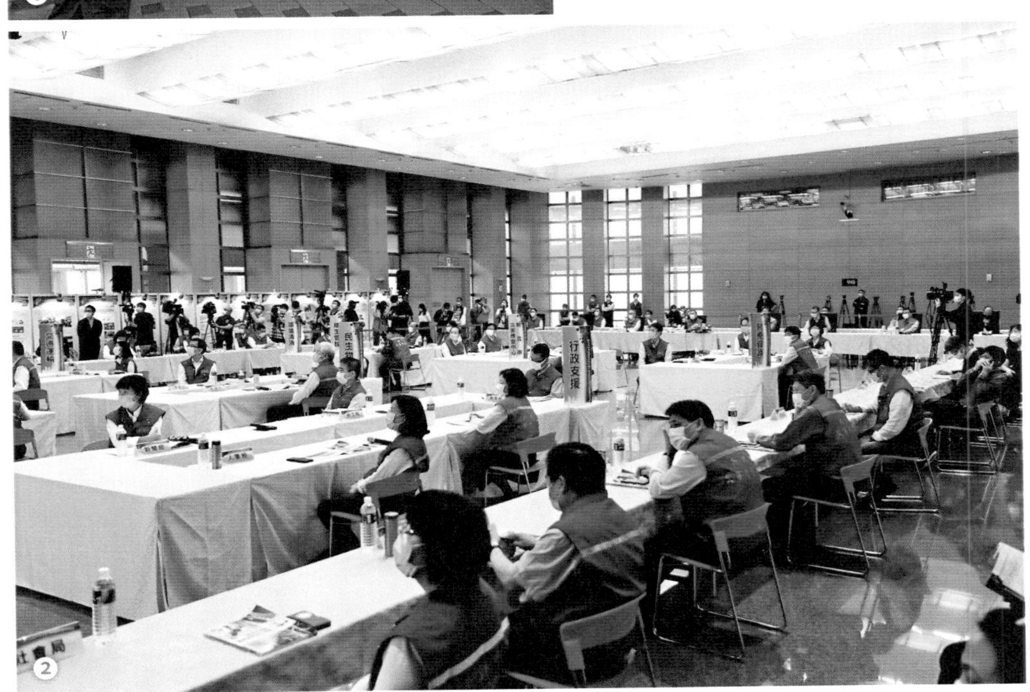

附註

二〇二〇年新北市政府因應新冠疫情擴大管制超前部署兵推腳本

A 擴大管制初期（含實施前數日）

- A-1 議題 1 疫調情資研判及擴大管制作業整備
- A-2 議題 2 本市各級災害應變中心開設方式
- A-3 議題 3 擴大管制前之物資整備
- A-4 議題 4 疫調情資研判及宣布擴大管制作為
- A-5 議題 5 民眾搶購物資防止及處置

B 擴大管制執行期間

- B-1 議題 1 人員管制措施及不願配合處置作為
- B-2 議題 2 交通及大眾運輸管制措施、人流與交通壅塞問題
- B-3 議題 3 民生物資商店、餐廳運作查察及室內人流排隊問題

- B-4 議題 4 民眾醫療問題
- B-5 議題 5 教育問題
- B-6 議題 6 弱勢族群關懷
- B-7 議題 7 垃圾清運問題

C 撤除擴大管制階段

- C-1 議題 1 疫情研判及撤除管制
- C-2 議題 2 環境清潔及消毒
- C-3 議題 3 恢復正常運作及相關執行事項

不同黨派，只有一個共同敵人

新冠病毒可謂是一種「社交病毒」，因此侯市長也積極展開「社交防疫」。

二〇二〇年三月起，市長與金門、馬祖、澎湖合作，表示願意提供緊急需求，供離島返國民眾先入住新北市防疫旅館，待居家檢疫結束，再返回家鄉。四月二十一日，金門縣縣長楊鎮浯，特別和市長一同參觀防疫旅館，交換防疫政策。

遠來是貴客，近鄰也要友好。

在金門縣縣長之前，三月二十六日，市長與臺北市市長柯文哲攜手合作，達成「雙北合作・資源共享・政策一致」的共識。同月三十一日，更應基隆市市長林右昌之邀，觀摩防疫演習，並和宜蘭縣縣長林姿妙，交流經驗心得。

面對不同黨派的縣市長，侯市長心中沒有差別，因為大家共同的敵人只有一個，就是「新冠病毒」。

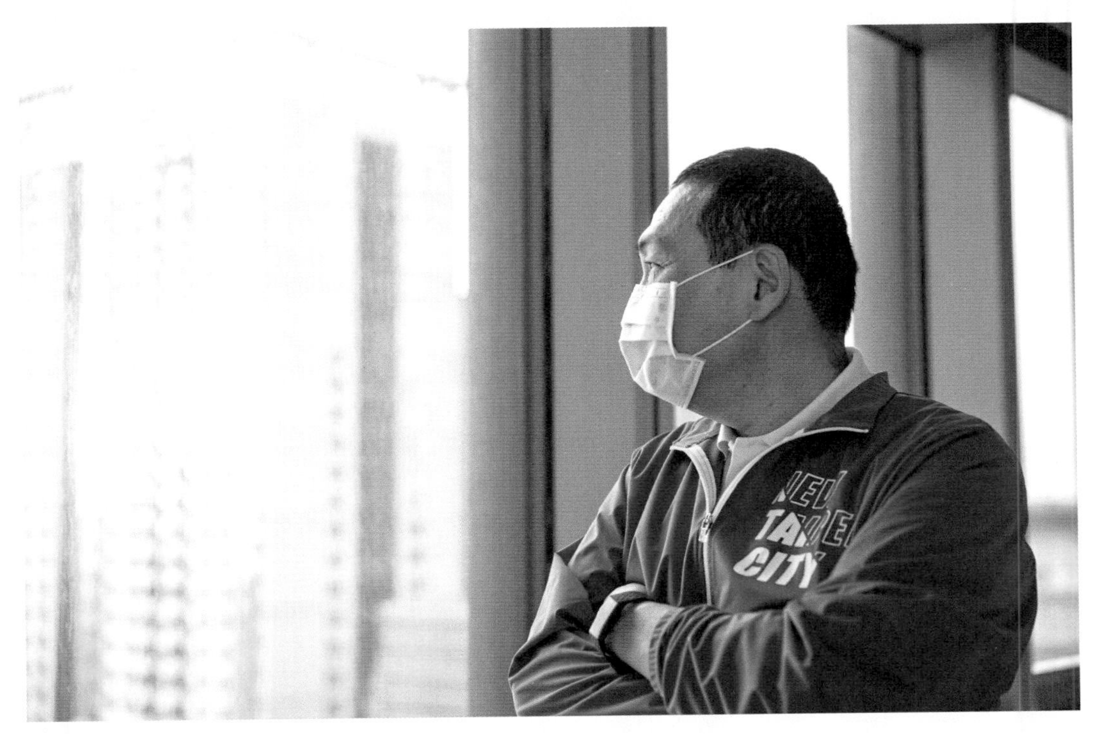

二〇二〇年三月起，新北市即伸出友誼之手，與各縣市互惠合作。
同年三月二十六日，侯友宜市長與臺北市市長柯文哲共同宣布，啟動雙北聯合防疫機制。
同年五月二十二日，侯市長與金門縣縣長楊鎮浯共同簽署「『金新款待』振興國旅上錢線」旅遊合作，宣示兩縣市不只要紓困，更要一起脫困、一起振興。
同年六月，中央宣布解封後，新北、臺東、馬祖三縣市共推「新東馬很心動」互惠旅遊。

“不分黨派和縣市，
大家共同的敵人只有一個，
就是新冠病毒。”

防疫英雄

藍38線駕駛　董顯光、褚俊傑

“載過確診者的公車更安全”

三重客運藍 38 線，是新北市的暖心公車。同業競爭，難免互相搶客，但藍 38 線駕駛看到輪椅乘客招手，一定會停下來服務，對待一般乘客也耐心有禮。沒想到，乘客開始在臉書上宣傳，累積了好口碑。

二〇二〇年二月二十七日下午兩點，中央流行疫情指揮中心發布了新冠肺炎第三十二位確診案例。消息一出，藍 38 線的兩位駕駛董顯光與褚俊傑立刻緊張起來，根據悠遊卡刷卡紀錄，過去十四天內，這位確診者曾經搭上他們駕駛的班次。

不安的情緒，在藍 38 線蔓延。

交通局立即前往檢查公車的清潔紀錄，並且調閱行車影像。幸好這位確診者和駕駛都遵守規定，全程佩戴口罩。

董顯光是資深駕駛，服務已滿二十三年；褚俊傑兩年前從貨車駕駛轉行，兩人都經歷過十三年前的 SARS，深知戴口罩的重要。沒料到的是，自己和疫情竟然如此靠近，董顯光坦言：「第一時間，心裡真的害怕，怕自己染疫，更怕波及家人。」

其實，自疫情暴發以來，身處服務第一線的駕駛便戰戰兢兢，除了站管人員每天幫駕駛量體溫，勤洗手、戴口罩更是標準裝配，同時，駕駛員更是由上到下，將車內每一處仔細清潔消毒。

當時依規定，除了上下班固定一次消毒之外，每四個小時，駕駛還要再次消毒車內，再將每個座位擦拭得乾爽清潔，以免殘留的漂白水破壞乘客的衣物。

不過，基於安全考量，兩人從第二天開始居家隔離。突然改變和許多乘客互動的日常，自己隔離在家，習慣嗎？

個性活潑的褚俊傑說，工作必須暫停也沒辦法，與其怨怪，不如轉念，就當「賺到了休息」。重視家庭的董顯光，則趁機在家大掃除、煮晚餐，讓老婆下班回家就能吃到熱騰騰的飯菜。

十四天後，兩人開心地回到工作崗位。褚俊傑開玩笑問乘客：「你怎麼敢坐我們的車？」「出這種事，你們一定整車大消毒，最安全不過啦！」乘客的支持，讓他感到非常溫暖。

一如以往的耐心服務，遇到沒戴口罩的乘客，兩位駕駛柔性勸導，遇到趕著上課的學生，甚至默默送出自己的口罩，讓他們準時到學校。

「大家平安最重要，我們就盡力顧好路上安全，很多事情遲早都會過去，」身為基督徒，董顯光如此期待。

防疫英雄

三重區社會福利中心主任劉彥伯、社工師姚毅

“將口罩送到獨居老人手中”

二〇二〇年二月六日星期四，中央宣布採行實名制口罩配售。隔日，三重區社會福利中心接獲一項任務：盡速幫獨居老人發送口罩。

「實名制口罩佳惠一般民眾，但年紀大、疾病纏身的獨居老人，要出門跟大家排隊買口罩，怎麼可能做得到？」社福中心主任劉彥伯深知市長向來關心弱勢族群，因此命令下達，立刻行動！

接獲命令的那天是星期五，市府送來需要協助的獨居老人名冊，大約有一百二十幾戶。劉彥伯衡量社福中心人員的工作量，決定招募志工一起做。不過，當時人心惶惶，他和社工師姚毅隱隱擔心招不到人。

沒想到，短短三、四個小時，就有十七位志工響應，口罩發送大隊成軍。劉彥伯發現：「不少志工瞞著家人來服務，讓人感動。」

緊接著週六、日兩天，劉彥伯除了與志工隊隊長保持聯繫外，同時與姚毅著手製作「SOP 工作手冊」。首先，先為志工編組，然後依照居住

地與交通工具，分配轄區及工作量；中心的社工師則擔任後援，一旦出現問題時立刻聯繫、支援。

到了週一早上，口罩發送大隊以整備好的姿態出發。他們已和每戶約好時間，並且帶足口罩，希望盡快完成任務。即使如此，一路上仍出現大大小小的狀況。

比方說，到了約定好的時間，志工按了老半天電鈴，始終無人開門；還有輕微失智的老人，完全忘記這件事；也有老人家在電話中答應了，卻被兒女叮囑不可應門，非得等家人從別處趕來確認不是詐騙，才放心接受：「沒想到新北市竟有這樣的服務！」

透過志工與社工師通力合作，一天之內，所有需要協助的獨居老人，都接收到這份令人安心的保護。

在發放過程中，社工師也注意到一些潛在需要長期照護或密切關注的個案，必須立刻啟動社工服務。

有些身心障礙的老人，已經不適合獨居，需要另找妥善的地方安置。但疫情期間，醫院與社會機構幾乎封閉，姚毅和同事仍然不斷奔走，協調、請託再溝通，為這些老人找到庇護所。他擔心：「如果因疫情而擱置，將成為社會危機。」

三重是個移民城市，缺乏家庭系統支持的中低收入戶，常高居新北市二十九區中的前幾名。疫情期間，或因收入減少，或因隔離在家，壓力升高，家暴事件增加，也都需要社工師介入勸導、諮商。

疫情之中，人群所在就是戰場，站在第一線的社服工作者，更需要細膩的心思。市長曾帶著補體素與咖啡前來探視，疲累時，劉彥伯總會想起市長的打氣：「大家加油撐下去，你們是最堅強的人間天使。」

APRIL

2020年4月

「社交距離」新顯學

「社交距離」是二〇二〇年四月開始出現的關鍵字。本月第一天，指揮中心就公布「社交距離注意事項」，建議人與人之間，在室內應保持一點五公尺、室外保持一公尺的距離。

然而，春暖花開撩人遊興，再加上清明連假與五一連假接踵而至，大量報復性出遊人潮將提高染疫風險，為了盡量在不干擾民眾興致的前提下兼顧防疫作為，新北市政府先於新北觀光景點啟動二階段分流機制，再推出「人潮儀表板」。

右圖中的侯市長，來到碧潭風景區商店街，肯定業者採取梅花座、排隊區設置保持社交距離的標誌等防疫措施，也叮囑務必每小時對遊樂設施、廁所把手等地方進行消毒，以保護大家的安全。

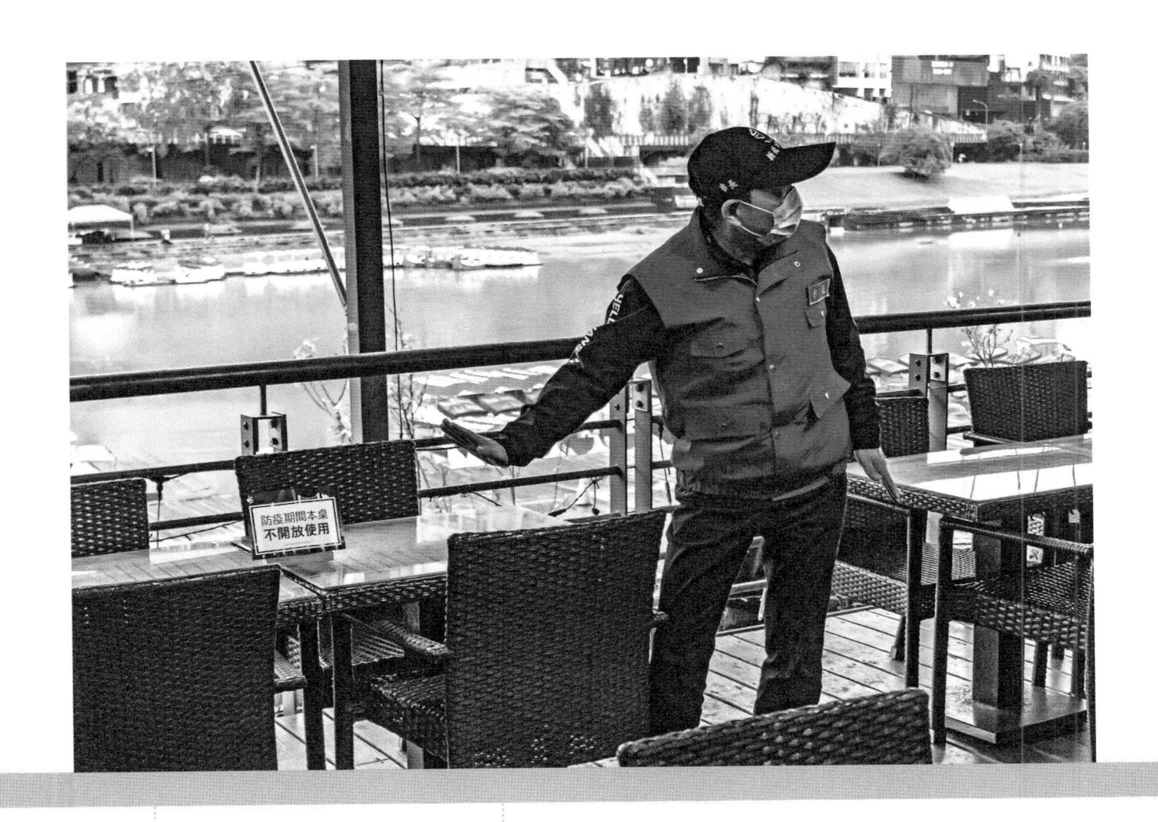

本月大事

4/2—5

兒童節與
清明節假期

4/9

口罩實名制改為
兒童每十四天十片
成人每十四天九片

防疫也要防暴

時序來到二〇二〇年四月，臺灣的疫情逐漸趨緩，甚至出現連續幾天零確診案例。

新北市連續幾個月來超前部署的防疫政策與作為，有目共睹，在這個月獲得兩項來自社會的肯定。

一個是《遠見》雜誌「六都防疫滿意度調查」，侯市長拿下了六都滿意度最高。另一個「KEYPO 大數據關鍵引擎」調查，六都防疫好評影響力，侯市長又奪下冠軍。

獲得掌聲固然感到欣慰，但面對防疫工作，我們的侯市長與市府團隊依然戰戰兢兢。除了重申防疫三階段政策，市長還於二〇二〇年四月二十三日親自到土城醫院，視察試營運的狀況。這是三十天內他第二次到訪。對於這個新添防疫抗疫能量的生力軍，市長特別重視，並了解醫院防疫作業流程。

此外，對於疫情造成某些居民面臨生活困難，尤其在就業部分，

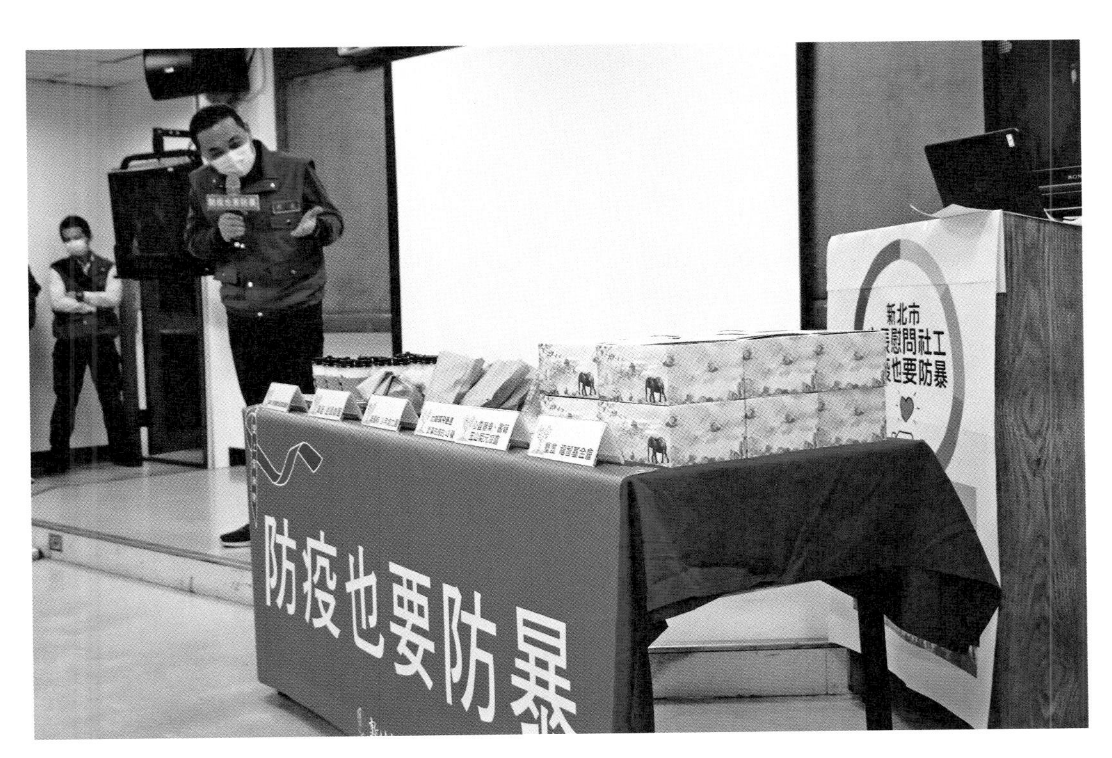

侯友宜市長特別帶了兩百份餐點，為家庭暴力暨性侵害防治中心的社工加油打氣。

市長也特別關注。二〇二〇年四月十三日，行政院勞動部提出「安心即時上工」計畫，社會局局長張錦麗立即深入研究，但發現該計畫申請條件需要半年內勞保或就保滿兩個月的規定，會有高達半數長期失業的民眾，失去申請資格。

偏偏這些民眾，正是最需要工作的一群。

因此，新北市推出「好來工作」以工代賑計畫，受到熱烈反應，七個就業服務站第一天就收到兩百二十一份申請書，其中一百七十五位民眾，在兩天後即正式上工。侯市長還親自在同月二十七日前往三重區社會福利中心，關心「好來工作」計畫首波民眾上工情形。

另一方面，新北市家庭暴力暨性侵害防治中心從數據中發現，疫情期間家暴數量增加，社會局局長張錦麗參考國外數據，發現也有同樣現象，許多民眾困在家中，因相處時間變長、防疫觀念不同、經濟壓力等種種因素，彼此間容易發生衝突。警察局副局長溫枝發也提供數據，二〇二〇年二至六月的家暴案件，相較去年多了一千三百餘件，他合理懷疑與疫情暴發不無關係。

侯市長正視家暴案件遽升的現象，要求警察局與社會局一起

> “侯市長將關懷的觸角，
> 深入到有形的生計
> 與無形的心理壓力，
> 展現出他細膩而溫暖的一面。”

合作，除了協助經濟陷困的家暴家庭申請新冠肺炎急難慰助金，並於二〇二〇年四月十七日前往家防中心慰勞社工人員時，提出「防疫也要防暴」，並呼籲司法機關，若遇家庭暴力案件，可以增加偵辦力度，讓相對人知所警惕，以及時制止暴力發生。

除了嚴守「阻絕於境外、管控於境內」的防疫策略，採取多項境內超前部署的管控措施，減少防疫破口的產生，侯市長也將關懷的觸角，深入到有形的生計與無形的心理壓力，展現出他細膩而溫暖的一面。

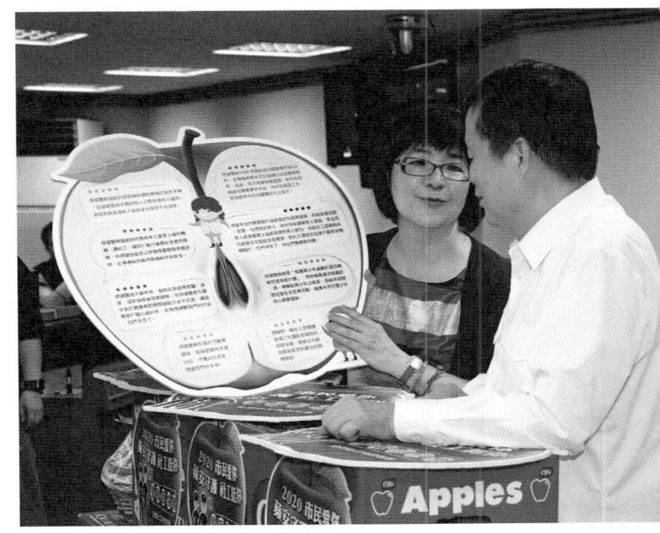

防疫必須面面俱到，社工為市府團隊加油打氣（左為社會局局長張錦麗、右為警察局副局長溫枝發）。

結合現場到位主義的「人潮儀表板」

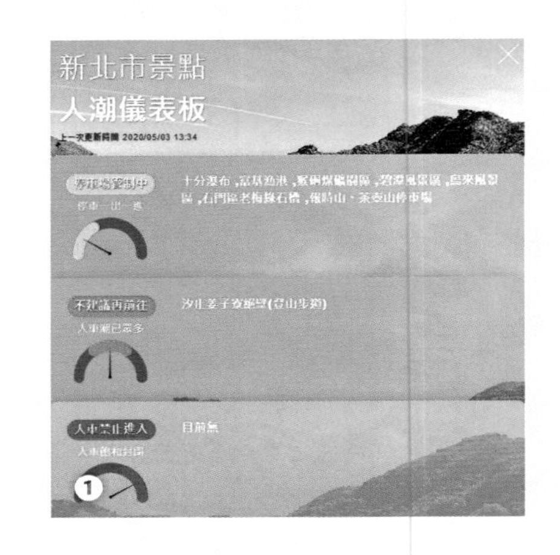

面對即將到來的二〇二〇年五一連假報復性出遊人潮，觀光旅遊局網站、「我的新北市」APP、臉書「新北旅客」，新增涵蓋新北市八十處景點的「人潮儀表板」APP 功能。

觀光旅遊局局長張其強說，「人潮儀表板」結合了監視器系統，一是透過「國家災害防救科技中心」的手機定位，做為第一個參考數據，再根據景區分布一百八十個監視器傳回現場畫面，為第二個判斷。

最重要的祕密武器，則仰賴侯市長的「現場到位」主義，各區長、區公所所有同仁， 一旦發現中央數據異常飆高，便會前往現場，親自了解情況。

綜合這三個傳回九樓災害應變中心的資訊，確實實施「黃色：停車場管制中。橘色：不建議再前往。紅色：人車禁止進入」三階段管制，可大幅降低數據監測產生的誤差值。

2
保持防疫距離
請改由
金色水岸分流

3
請佩戴
口罩

4
ELEVEn
石碇區
災害應變中

5

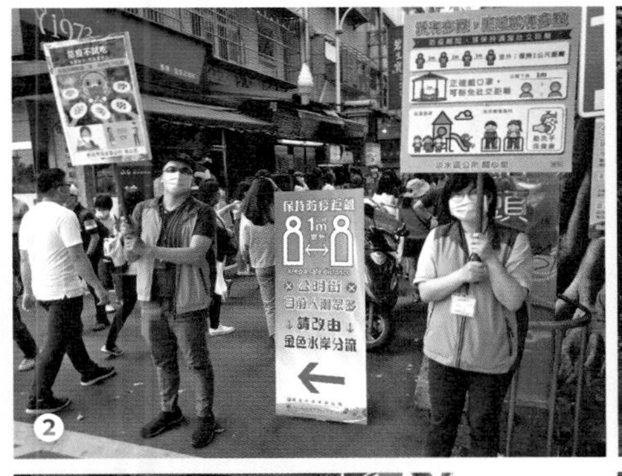

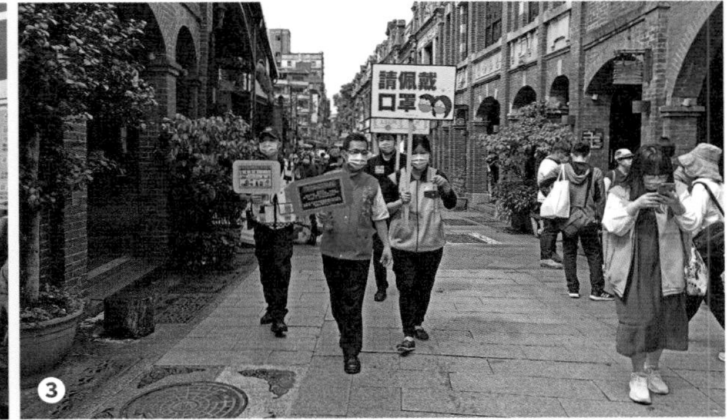

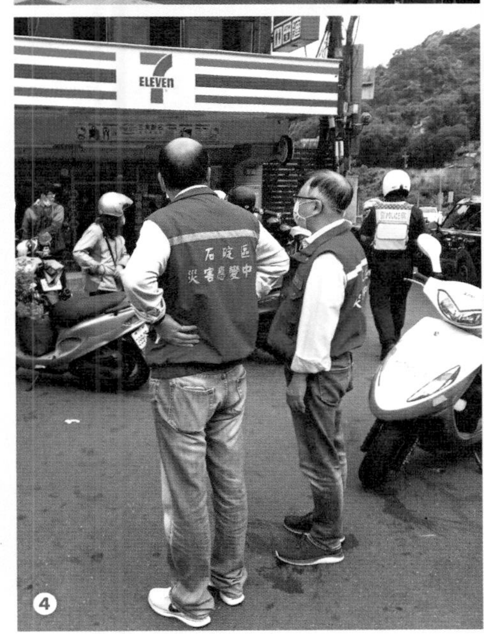

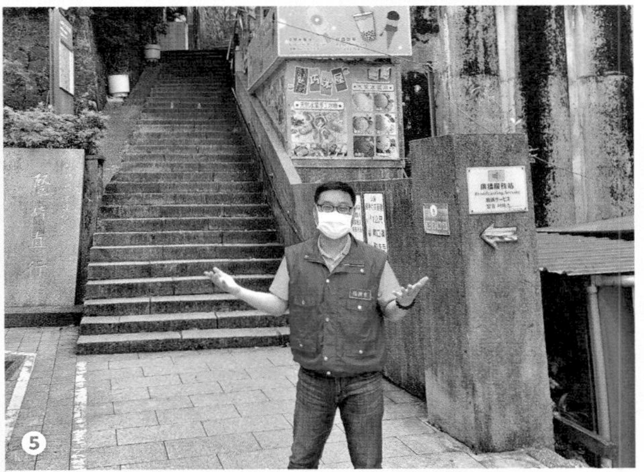

❶新北市研發「人潮儀表板」，對轄下一百五十七個地方進行即時監看，並派員實地到現場管制做為輔助。

❷❸ 老街是老少咸宜的熱門景點，區公所人員準備了各種告示牌，在淡水老街（圖❷）及三峽老街（圖❸）宣導民眾保持防疫距離及佩戴口罩。

❹❺「人潮儀表板」顯示數值異常飆高的地點，市府人員即刻前往現場了解情況。圖❹為石碇，圖❺是九份著名的豎崎路。

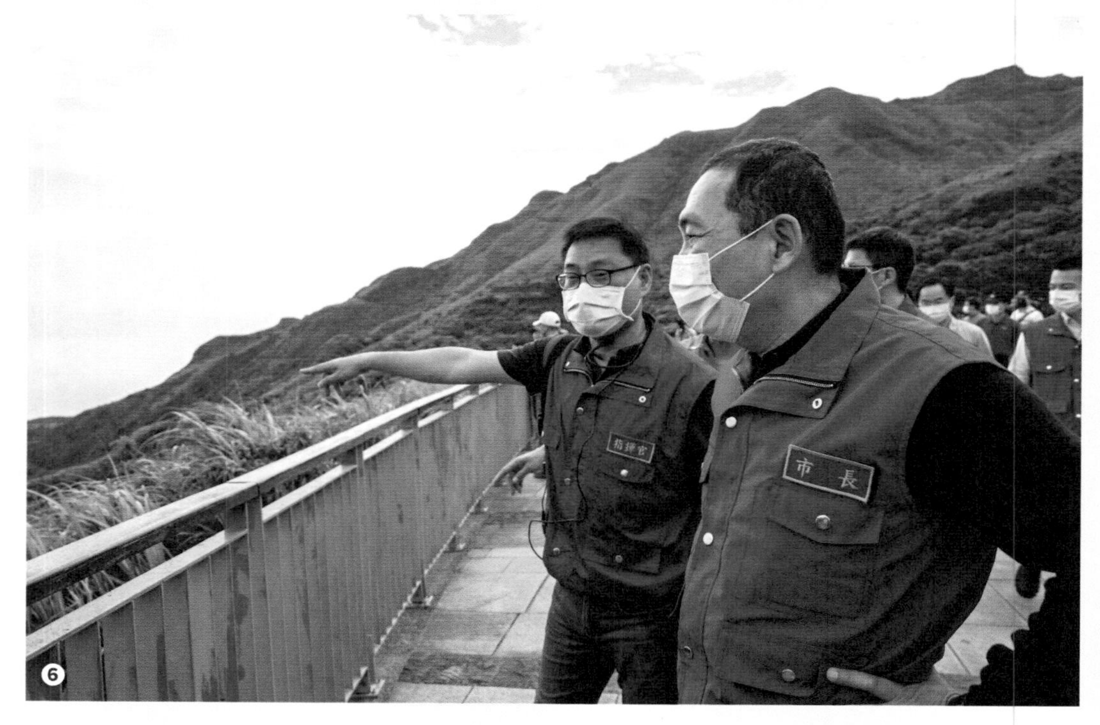

❻ 二〇二〇年五一勞動節連假第二日，侯友宜市長（右著紅背心者）一早來到瑞芳等熱門景點視察人潮、車潮分流執行狀況。

斜坡索道：
金瓜石斜坡索道是採金時期最重
要的交通工具之一，無論運載礦
石或人員搭乘，百年來他默默扮
演著礦山的推手，如今已殘破不
市長

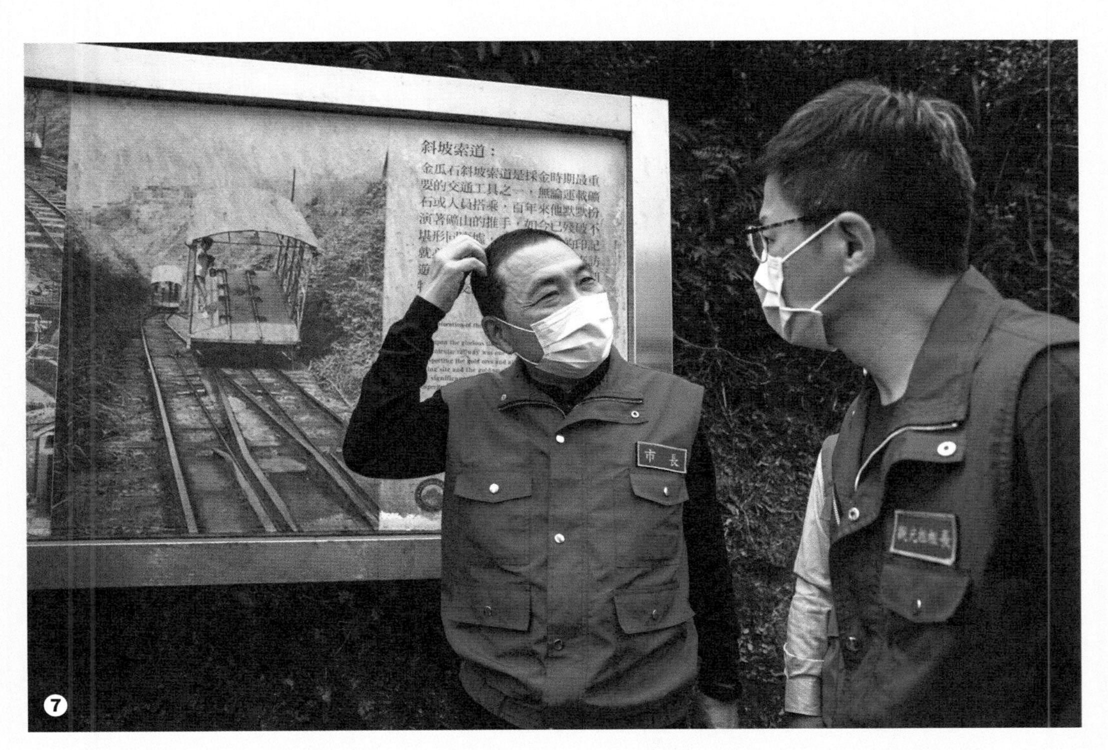

❼ 觀光景點是人潮聚寶盆，也是染疫風險最高的地方，侯友宜市長（左著紅背心者）率領團隊為民眾安全做足準備（右為觀光旅遊局局長張其強）。

汐止區區長　陳健民

“挺住民怨壓力，率先關閉區內公共活動中心”

疫情暴發以來，人口二十萬的汐止區，每天增加十五到二十例的居家檢疫，最高峰時，總數更達六百名。區長陳健民坐鎮其中，馬不停蹄地推出防疫對策。

做為「行政堡壘」的汐止區公所，即時規劃出第二、第三辦公區，陳健民很清楚，「辦公大樓一旦癱瘓，很多事情將難以掌控。所以一定要把病毒阻絕於外。」

負責第一線服務的里幹事整天忙進忙出，和檢疫者頻繁互動，陳健民也不曾疏忽他們的健康與可能的風險。

市府很快補足防疫物資，陳健民也給里幹事加發工作外套，行政中心的同仁並且製作紫外線消毒箱，讓這些里幹事一回到區公所，馬上將外套放進去消毒。這個設計，一路加裝到大樓四樓。

疫情延燒，陳健民率先關閉四十一間公共活動中心。汐止居民向來熱愛唱歌、跳舞，但是肢體接觸及口沫噴濺的娛樂，就是防疫漏洞，陳健民挺住民怨壓力，堅定做對的事。一星期後，侯市長宣布其他行政區跟進，猶如對他最好的支持與肯定。

陳健民非常認同市長的「現場主義」，為了掌握各個社區的防疫狀況，他與同仁分頭勘查。

在汐止，千戶以上的大社區為數不少，卻罕見因為群聚而帶來不安。「許多大社區的防疫作為，讓人眼睛一亮，」陳健民指出，從採固定出入口到動線規劃、加裝遠紅外線掃描、出入測量體溫及消毒，令居民非常安心。見識到民間的強大力量，陳健民還邀請他們到區公所分享經驗。

秉持相同的精神，眼見里幹事在不斷增加的工作中，忙得焦頭爛額，陳健民同樣親自執行一次流程。他發現，工作龐雜耗時費力，人力必須重新分流調度，因此先後在防疫上投入三波人力。

第一波是里幹事接手負責居家檢疫服務；當工作量大到無法負擔時，便調派各科室人員做第二波人力支援，由里幹事專責外面，科室同仁則支援內部的電話聯絡、居家關懷及一般防疫宣導。之後，每逢週末假日，若接獲檢疫失聯通報，則請警察協助追蹤，為第三波人力。

不分科室「支援前線」的人力分流，在處理紓困方案時，也提升了效率。當社會科同仁收件收到沒時間抬頭，區公所充滿爭相申請的民眾時，陳健民要求其他科室，每天支援八到十位同仁，協助紓困解說及初審。除了不讓民眾久候，也避免過度群聚。

人力調度的優點，在疫情高峰的二〇二〇年二至六月後逐漸顯現，各科室同仁培養出共同作戰的革命情感，一起守護了汐止的安全。

做與不做，影響至關重大。陳健民相信「安全第一」，只要疫情還未過去，永遠沒有僥倖。

MAY

2020年5月

全球首例
球賽開放觀眾進場

五月是感恩母親辛勞的溫馨月份，社會氣氛在二〇二〇年五月也漸漸活絡起來。從中央到地方，除了發放急難紓困金、提供就業機會，也因應國內疫情緩解，各項管制措施漸進開放。其中，中央宣布中華職棒在五月八日開放每場千名球迷入場觀賽，由富邦悍將對上中信兄弟，在前者主場新莊棒球場開打，成為全球第一個在二〇二〇年開放觀眾進場的職業運動聯賽。

擔心群聚增加感染風險，紅背心團隊把入場動線實際走一遍，確認所有防疫措施無誤；開賽前，侯市長也跟著球迷排隊入內，逐一檢視球場防疫整備工作，球場採實名制，入場量測體溫、戴口罩；場內則實施梅花座、加強環境消毒，並禁止飲食。

職棒開放的一小步，是臺灣防疫的一大步。

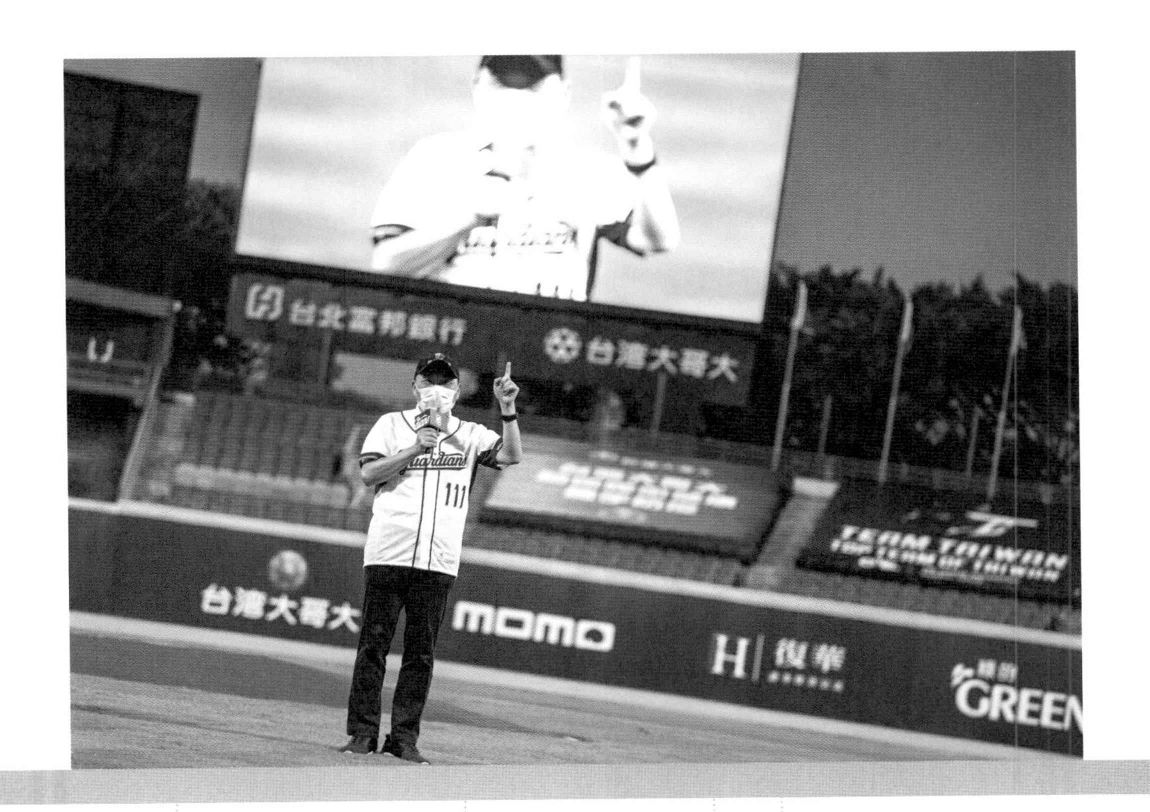

本月大事

5/1—3
勞動節連假

5/10
母親節

5/18
新北市即日起，除了校園以外，沒生病者戶外可不戴口罩

5/20
中華民國第十五任總統、副總統就職典禮

市長授權
「擴大急難紓困專用章」

為因應疫情影響產業，造成從業人員收入減少或失業導致生活陷入困境，我們的團隊於二〇二〇年二月超前部署，率全國之先，推行急難慰助計畫，提供民眾應變資源。

中央推出多項紓困專案，立意很好，但民眾對於申請資料、如何申請等細節，卻不完全明白，一時之間各區公所湧入大量詢問電話和人潮，為第一線收件同仁帶來莫大的震撼。

屬於申請第一類「有工作無加保且受疫情影響者」的民眾，每個人的狀況不同，有人因疫情失業、有人屬長期失業；有人失業但存款多、有人名下土地不少……

我們的侯市長在紓困專案上路第一天，也親自前往汐止區公所了解作業情形。他發現，大部分民眾不知道該準備哪些資料，又或者該如何申請，因此特別指示同仁，不

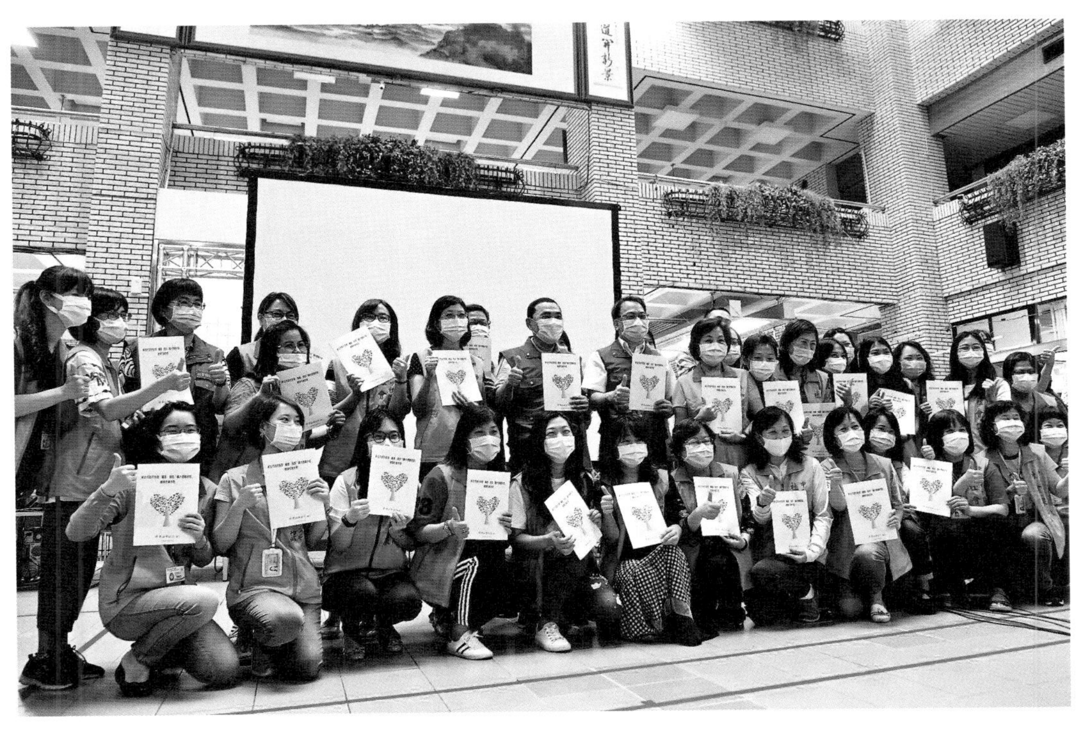

新北市政府趕製「『擴大急難紓困』標準作業手冊」，讓公所同仁有所依據受理民眾申請，加速審查、發放紓困金，吸引臺南市、臺中市、臺東縣、新竹縣（市）、彰化縣、雲林縣、宜蘭縣、屏東縣、嘉義縣、南投縣等十一個縣市前來索取「祕笈」。

要跟「艱苦人（臺語）」計較，以「從寬認定、資料從簡、從速發放」的原則辦理。

但申請案件量相當大，收件人手有限，區公所已經忙不過來，顯得捉襟見肘，生活陷困的民眾心急期待紓困金協助，少數等不到領一萬元紓困的民眾，更是怨言、粗口直接大鬧區公所。

汐止區區長陳健民表示，辦理紓困專案以來，區公所天天鬧哄哄，人潮一湧進，「我們的心就揪得緊緊的。」而永和區公所的承辦人，更是加班到深夜，不但患上失眠症，體重還因此掉了六公斤。

“不要跟「艱苦人」計較，以「從寬認定、資料從簡、從速發放」的原則來辦理。”

中央政策面不知地方執行面的困難，是紓困案件面臨的挑戰。中央喊出：資料清楚者，三天審核、五天撥款。事實上，三天將案件審核完畢根本不可能，中央經手審核就發現窒礙難行，又把工作交回地方。

站在第一線的同仁已快筋疲力竭，親自走訪好幾次區公所的侯市長看得很清楚，除了送上補品打氣，最

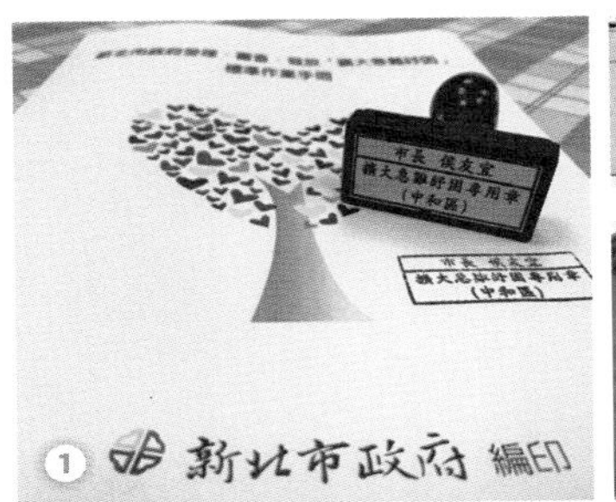

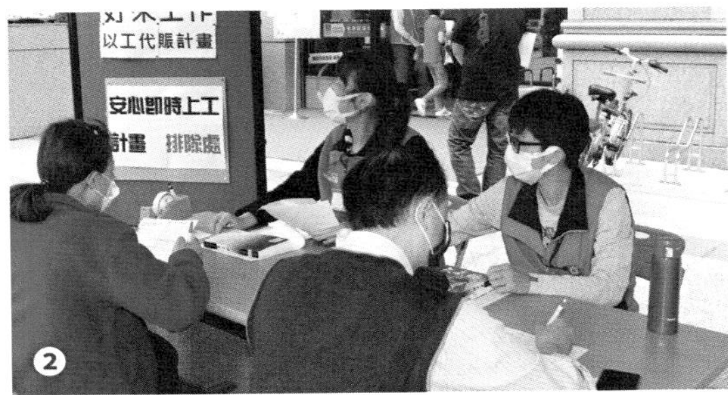

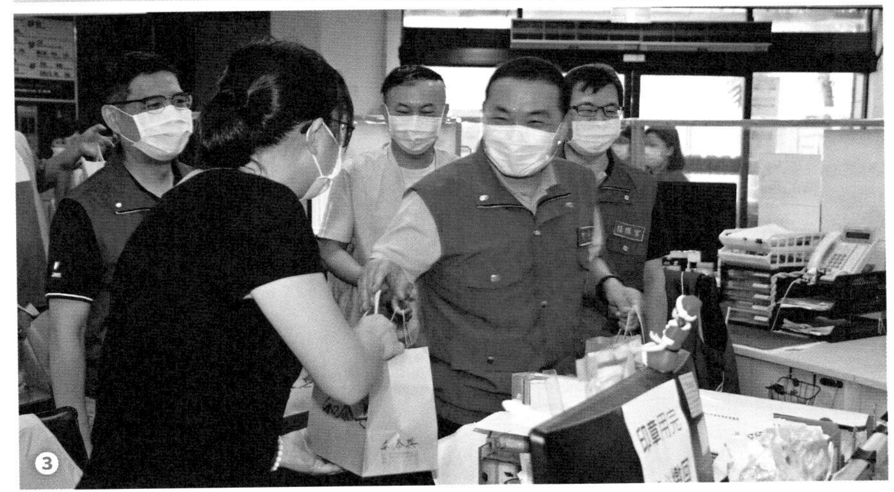

❶ 為了加速審核、及時紓困，市府特別刻製市長的「擴大急難紓困專用章」，給二十九個區公所使用，授權各區長代為決行。

❷ 除了發放紓困金，新北市也推出「好來工作」以工代賑計畫，七個就業服務站首日就有兩百二十一位失業、弱勢民眾申請，其中有一百七十五位於二十二日正式上工。

❸ 侯友宜市長（中著紅背心者）慰勉板橋區公所假日加班審核急難紓困的同仁。

後彙整區公所同仁意見，為解決紓困專案手續複雜、審核不易的問題，決定刻「擴大急難紓困專用章」，授權各區長蓋章，方便第一線同仁更快速簡便辦理紓困。

這個章的意思，就是不管哪一個區長蓋章，最後都是「侯友宜全權負責」。

有了此章，再指示區公所同仁件來就收，以「先收件、再審核」的原則安定民心，同時加快分散區公所人流，讓一天受理一、兩千件也不是問題。

侯市長深知「艱苦人」與辦事人雙方的辛苦，「擴大急難紓困專用章」及時出現，除了加快民眾申請速度，也對基層辦事同仁產生非常大的正面支持力量。

除了「擴大急難紓困專用章」，市長也不斷向中央反應，要求訂出標準流程，讓基層有所遵循，但中

> “「擴大急難紓困專用章」
> 及時出現，
> 除了加快民眾申請速度，
> 也對基層辦事同仁
> 產生非常大的正面支持力量。”

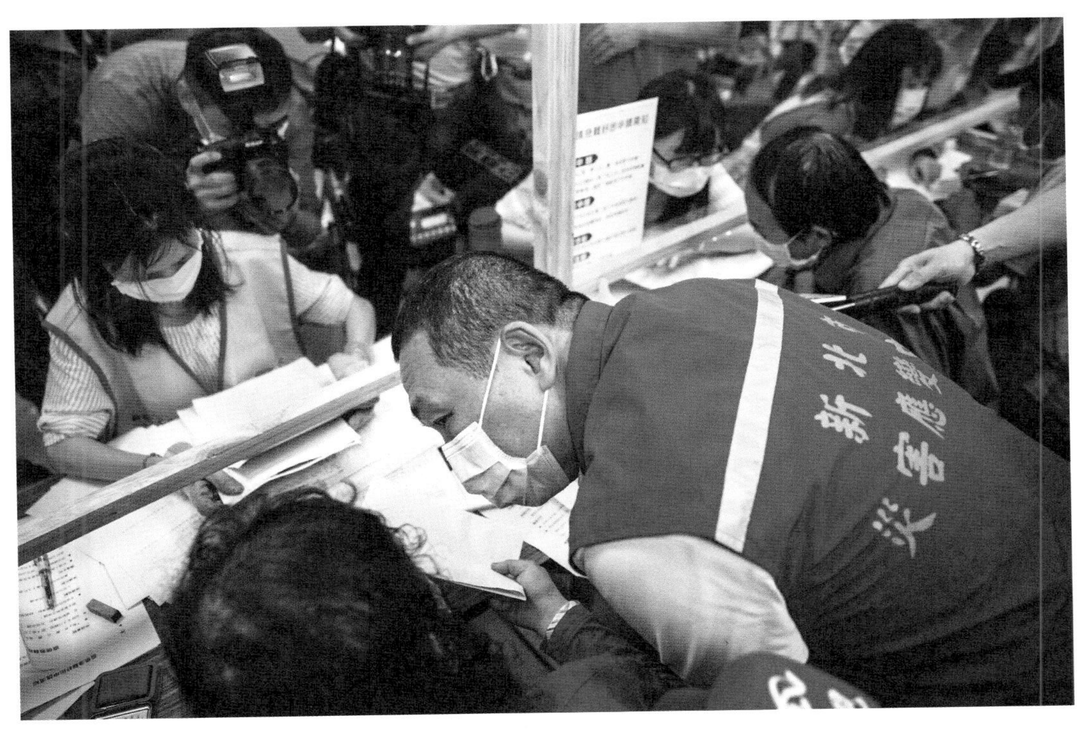

侯友宜市長深知民眾與公所同仁雙方的辛苦，率全國之先訂定紓困作業手冊，以民眾利益為優先。

央遲遲沒有提出。

我們的市長秉持中央無法做，新北自己做的理念，率全國之先訂定紓困作業手冊，除了讓第一線同仁加速審核作業，也吸引十一個縣市前來索取參考。

侯市長以民眾利益為優先的立場，非常樂意與相關人員分享，並於全國社政主管群組中，提供各縣市參考。

社會局局長張錦麗說，急難紓困涉及民政局、社會局雙重範圍，本身就有一些複雜的面向，執行起來並不容易。

但辦理紓困專案中，她看到各機關及公所願意積極面對一起合作，把繁雜的事務盡量精簡，讓民眾安心、辦事同仁放心。縱使做到半夜，知道自己的背後，有市長強力的支持，就算再辛苦，也能把事情好好做完。

> “縱使做到半夜，
> 知道自己的背後，
> 有市長強力的支持，
> 就算再辛苦
> 也能把事情好好做完。”

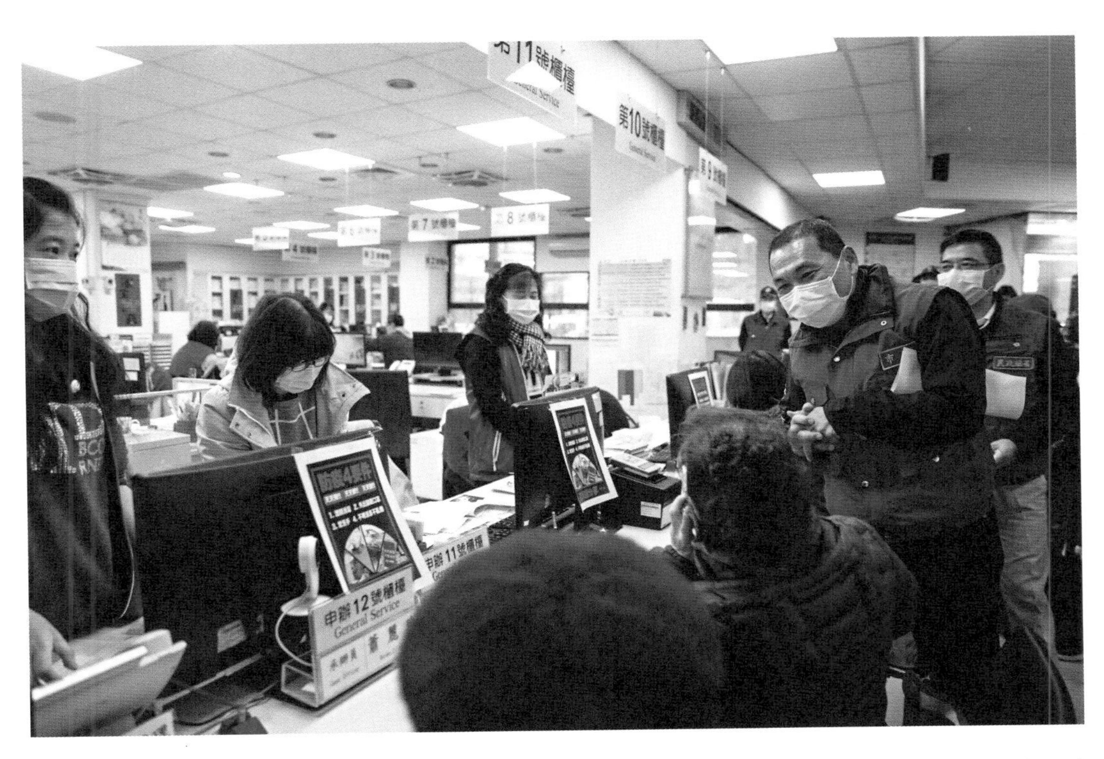

新北市紓困以「從寬認定、資料從簡、從速發放」的原則辦理（右二為侯友宜市長、右一為民政局局長柯慶忠）。

新北夜
YES 淘金夢

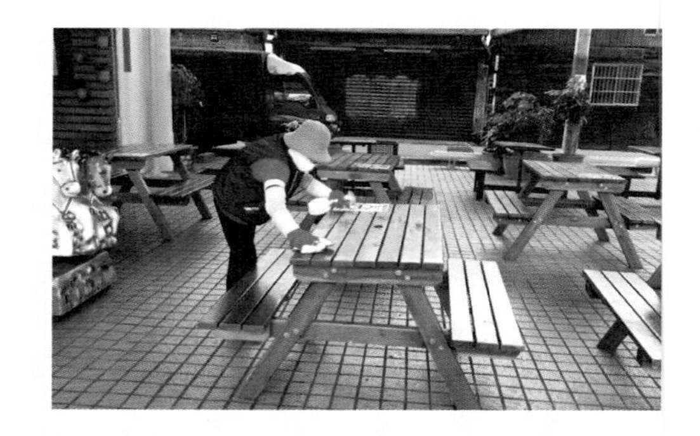

樹林市場公共座位區，也加強消毒擦拭。

連日確診人數「＋0」，經發局打鐵趁熱，考量兼顧防疫及攤商生意，推出「新北夜 YES 淘金夢」活動，以不聚眾為前提，吸引民眾至夜市消費，共有十五座夜市參與。第一波推出名人體驗夜市宣傳影片，第二波打卡抽五公克黃金活動，成功激發人氣與買氣。

第三波集結新北五座夜市，聯手推出十組「超人氣美食套餐券」，每組限量五十份，民眾只要上網購買套餐券，即可享有最低五折起的好康優惠。市場處同仁則搭配安心上工人力，至夜市加強防疫宣導，確保攤商及民眾都能佩戴口罩及保持安全社交距離。

連續三波的系列活動，成功吸引三萬六千一百六十六人次參與。

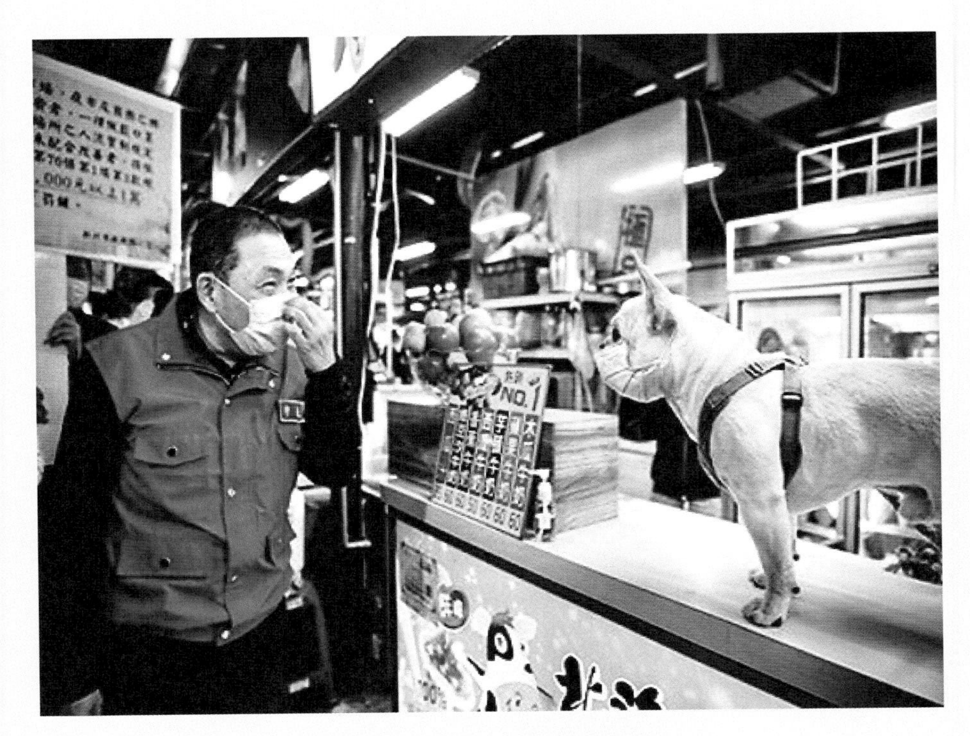

樹林興仁花園夜市不僅攤商戴上口罩，連狗狗也同步佩戴。

而在商圈活絡上，鼓勵商圈自主辦理活動，共補助二十個商圈，總金額約四百萬元，幫助新北商圈能夠迅速恢復經濟活動。

補助範圍則包含線上商圈活動、優惠促銷、文化體驗，透過不同的促銷活動及體驗方式搭配，一起攜手帶動新北商圈，創造七千萬元商機，成功吸引約一百五十萬人次參與。

防疫英雄

消防局第三大隊竹圍防疫專責分隊隊員　簡煜勳

“輕描淡寫防疫職責，以免未婚妻擔心”

臺灣宣布出現第一例新冠肺炎這一天，高級救護技術員簡煜勳，正式成為新北市防疫專責分隊的一員。

防疫專責分隊與一般勤務不太一樣，他們的任務是「專門」載送疑似新冠肺炎及確診患者。

有一次，簡煜勳負責救護一位從高處跌落的貨輪員工，必須靠近他胸前，為他固定肢體。這位員工有新冠肺炎的旅遊接觸史。

還有一次接獲安養中心通報，一位老人家出現發燒、呼吸道症狀，但意識不清，也不知道感染源。簡煜勳和同仁將老人家抱上擔架，搬運到救護車，迅速送醫。

最靠近病毒的是他們，承受最大染疫風險的，也是他們。

因此，每一趟出勤，他們必須從頭到腳包得密不透風。帽套、護目鏡、兩層口罩、防護衣、兩層手套及腳套，在袖口與手套、褲口與腳套交疊之間，還要用膠帶封得嚴實。

而在層層防護下，身體早被汗水浸濕，汗珠更讓臉上、眼皮發癢，簡煜勳忍住用手去擦、去揉的衝動，默默告訴自己：「絕對不能做出讓以後會後悔的動作。」

就在二〇二〇年西洋情人節，交往一年半的女友點頭答應簡煜勳的求婚。許下人生的重大承諾，讓他更懂得做事要深思熟慮。

為了保護家人，疫情期間，簡煜勳忍住對未婚妻的思念，兩人能不約會就不約會，聊天中談到工作狀況，每個步步為營的執勤都化為輕描淡寫的「防疫專責」，「說太清楚，未婚妻反而更擔心。」為了這對甜蜜佳偶的未來，丈母娘也不時提醒：「你們要小心，盡量減少見面。」

「我理解他們的擔憂，」簡煜勳用「我會保護好自己」來證明。

簡煜勳負責的竹圍分隊，勤務涵蓋新北市三重、蘆洲、淡水、八里、三芝等人口密集區，確診患者量經常名列前茅。一趟出勤，從穿戴裝備、接送就醫、脫衣消毒到後送通報資料，兩、三個小時跑不掉，專責運送的救護車上還沒有空調，同時考驗著耐力與體力，但他仍然堅強地迎向挑戰。

疫情逐漸緩和，簡煜勳這段期間的承擔也讓他獲得更大的信賴，在丈母娘支持下，二〇二〇年七月，他和未婚妻開心地辦理結婚登記，打算年底再宴客。

對抗疫情、守護愛情，同時打磨了簡煜勳的心志，讓他快速成為更成熟強大的人。他下了一個結論：「人生難說未來還會遇到別的疫情，唯有面對它、處理它，才能真正獲得經驗及成長。」

JUNE

2020年6月

今天，你「視訊」了嗎？

解封囉！大家稍微鬆了一口氣，雖然個人是可以出國的，但是礙於出入境都需要長天數的居家檢疫，對大部分的人來說仍是難以跨越的障礙。據資策會產業情報研究所二〇二〇年四月份的資料顯示，受到疫情影響，全球超過十億人口被禁足不得外出，創下歷史上人類大規模在家活動的紀錄。

線上視訊會議、遠端工作，成為辦公新常態。

回想一下，最近一次你身處在這樣的分割畫面中，是什麼時候？畫面中還有哪些同事、夥伴或親友？每一次這樣的相聚，都彌足珍貴，因為必須克服時空的差異，還需要順利連線的運氣。

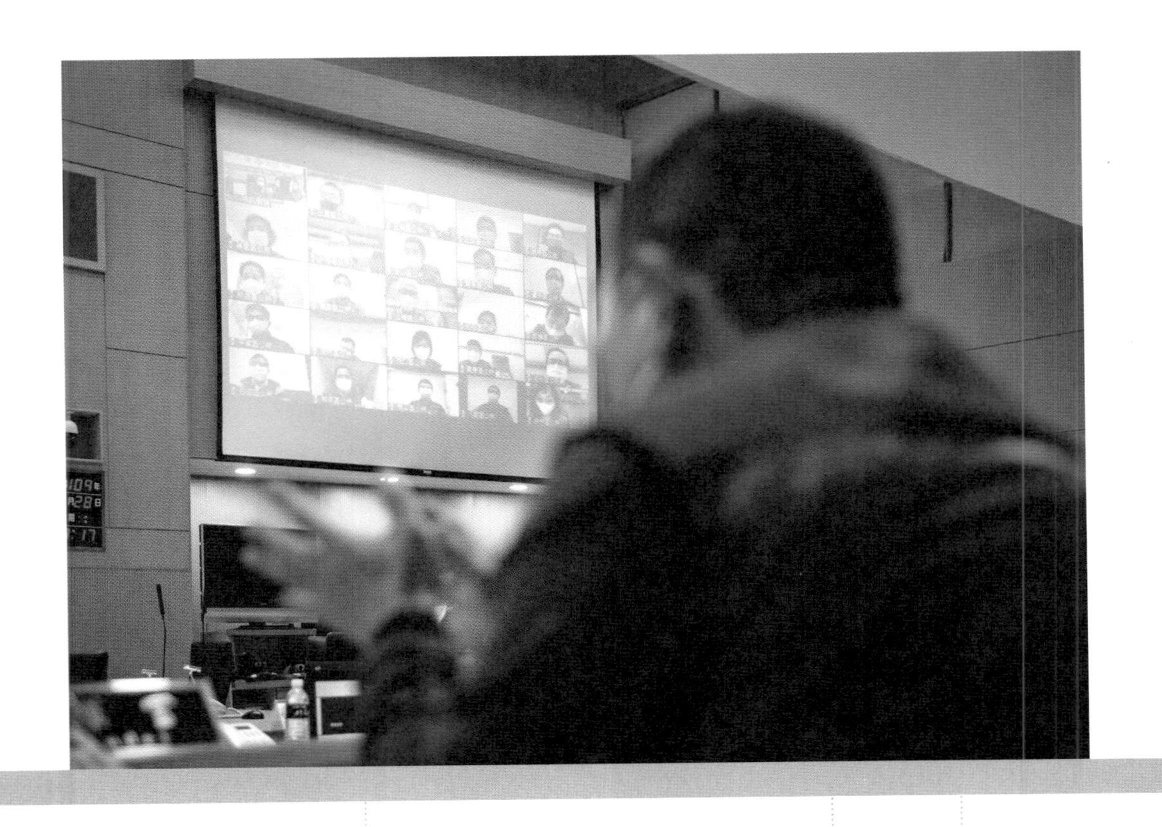

本月大事

6/7
中央宣布疫情正式解封

6/20
端午節連假補班日

6/25—28
端午節連假

落實AIT臺美防疫夥伴關係

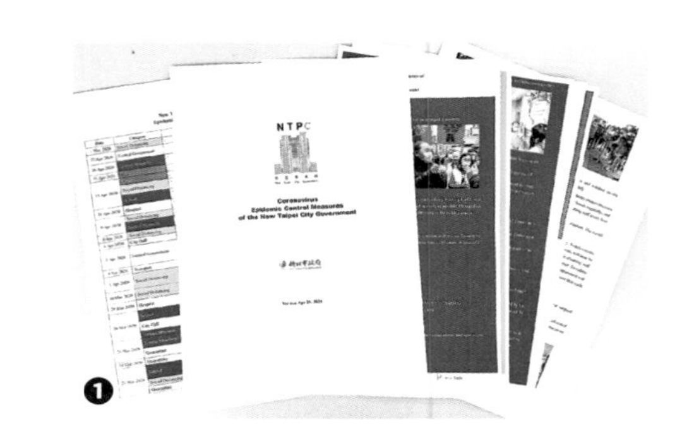

二〇二〇年六月七日，在連續五十五天零確診的狀況下，臺灣民眾終於迎來好消息：「解封了！」解封之後，新北市府最重要的任務，除了復原民眾生活，再來就是重振被疫情耽誤的經濟民生。

侯市長迫不及待與他的好朋友，也就是美國在臺協會（AIT）處長酈英傑（William Brent Christensen）見面。這次會面，市長帶著新北市十三家生技產業及防護裝備廠商一同前往，不但向酈英傑介紹，新北市擁有哪些上、中、下游防疫物資供應鏈，也在一旁協助廠商，直接向AIT說明赴美拓展商機的各項需求與問題。

疫情全球化的態勢早已形成，我們與國際的往來也應該更為密切。市長展現積極態度，願與國際夥伴密切合作，一起攜手打擊共同的病毒敵人。藉著共享抗疫經驗與防疫資源傳遞善意，形成積極正面

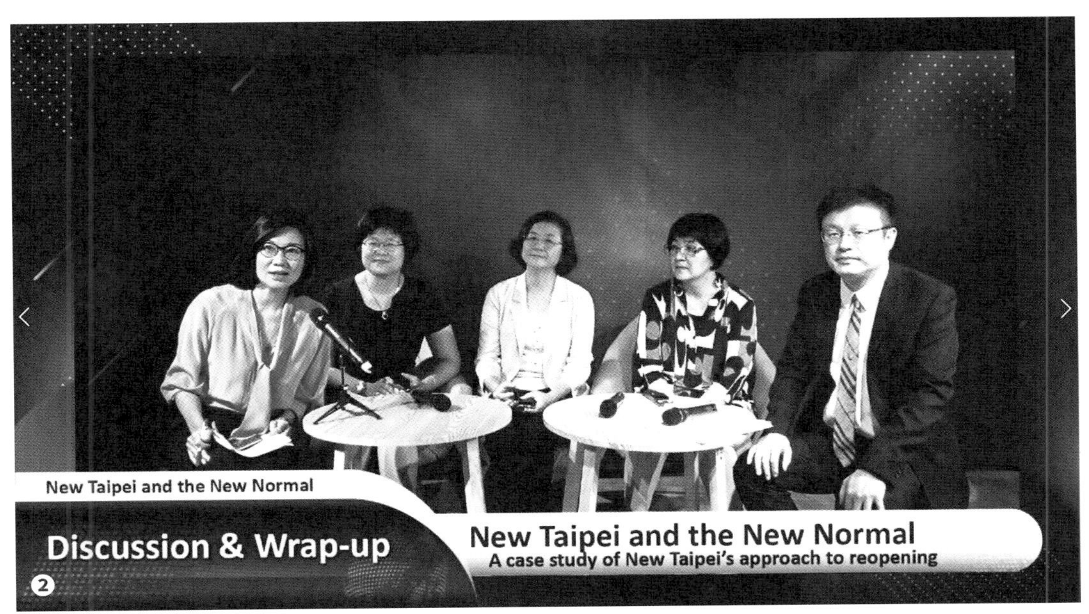

❶ 新北市政府率先於二〇二〇年三月份推出英文版防疫手冊，分享給世界各地的國際友好夥伴。

英文版防疫手冊
與影片連結

❷ 侯友宜市長率市府六位局處首長級以上官員，和舊金山灣區十九個城市官員及民間團體對談，分享抗疫經驗（左起：祕書處處長饒慶鈺、經發局局長何怡明、衛生局局長陳潤秋、社會局局長張錦麗、教育局局長張明文）。

的力量。

二〇二〇年三月十八日，外交部與AIT共同發表「臺美防疫夥伴關係聯合聲明」（Taiwan-U.S. Joint Statement on a Partnership against Coronavirus），將臺灣定位為防疫可靠夥伴，並力推臺灣模式。站在地方政府的角度，市長率先與AIT推動落實「臺美防疫夥伴關係聯合聲明」中物資交流項目，搶先接軌美國市場。

仍為疫情所苦的美國，需要更多生產高品質防疫物資的可靠夥伴；侯市長此時扮演媒合角色，對雙方來說都是最安心與放心的保證。

與世界接軌，緊接而來，疫情期間持續將新北市防疫經驗系統化輸出，新北主辦或參與十五場線上國際論壇（主辦六場、參與九場），主持層級包含市長、副市長、副祕書長、局處首長，累計與七十九個國際城市交流，分享新北市經驗，對象包含各國政府官員、民意代表、國際組織、學術機構及民間團體共一千五百一十六人。

其中一場「新北．新常態：後疫情時代重啟之路」大型視訊會議，於二〇二〇年六月十九日，由市長率市府六位局處首長級以上官員，包括副祕書長劉和然（現為副市長）、教育局局長張明文、社會局局長張錦麗、經發局局長何怡明、衛生局局長陳潤秋與祕書處處長饒慶鈺等，與舊金山灣區十九個城市官員及民間團體各方面專家，展開城市間對談。

新北市的防疫經驗分享，讓正面臨重啟階段、有限度開放的灣區城市有所參考。舊金山市長辦公室主任馬克·錢德勒（Mark Chandler）非常感謝新北市政府，在舊金山最需要時伸出援手，捐贈防護設備，緩解醫院及社區所需。

參與對談的美國聯邦眾議員潔姬·斯貝爾（Jackie Speier）也認為，跨國合作是這次全球對抗疫情的重要元素，並肯定臺灣的資訊透明與自由，是美國最好的夥伴。

事實上，在解封前的二〇二〇年四月初，新北市政府率六都之先，捐贈非管制防疫物資給美國辛辛那提、德國史坦堡等姊妹市，以及疫情嚴重的美國紐約市、舊金山市，

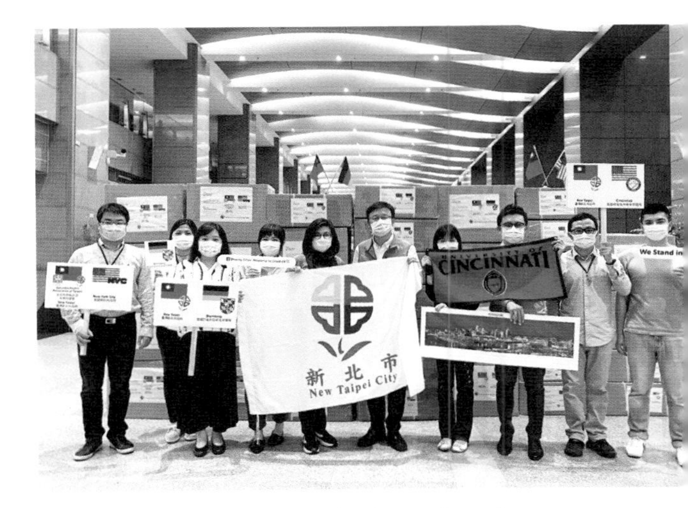

市府採購新北市製造之隔離衣、面罩、布口罩，急送姊妹市與疫情嚴重的紐約市。

以優良及百分百臺灣新北市製造（Made in New Taipei），給美國及德國人留下深刻的印象。

防疫是為了過安全的生活，但美好生活需要經濟才能持續，疫情帶來經濟危機，也產生新的商機。市長認為，保護自己就是保護別人，幫助自己就是幫助他人，既然同在一條船上，就要互相幫助共創生機。

附註

新北市二〇二〇年一至八月防疫國際交流互動記事

1月

- 紐約市市長白思豪（Bill de Blasio）辦公室臉書貼出新北市聯合國永續發展目標（SDGs）自願檢視報告（Voluntary Local Review, VLR） 開箱文。

2月

- 祕書處處長饒慶鈺與紐約市長辦公室國際事務主任潘妮．阿比沃德納（Penny Abeywardena），在阿布達比世界城市論壇（WUF 10）同台分享 VLR，並邀請侯市長於市政會議公開簽署紐約市 VLR 宣言。同時也捐助姊妹市辛辛那提，獲當地電視新聞報導。

3月

- AIT 理事主席莫健（James Moriarty）訪臺拜會侯市長，交換防疫心得。
- 與波士頓市政府舉辦線上防疫措施交流會議。
- 市府製作英文版防疫手冊與影片，廣發給國外友好城市、國際組織與駐臺外國機構，AIT 轉發侯市長防疫影片。
- 成立「Sharing Cities' Response to Covid-19」粉絲專頁，分享新北市優秀防疫政策並同步轉貼全球各大城市防疫新聞。

4月

- 寄送防疫物資予紐約市，感謝長期以來紐約市對新北市推動 SDGs 的支持。
- 致贈防疫小禮盒關懷六十六個駐臺使館。

- 社會局舉辦「新冠肺炎的沉默受害者」國際線上論壇，西班牙、印度、菲律賓、韓國、美國等十一個城市，以及城市與地方政府聯盟（UCLG）等國際組織及美國麻省理工學院均出席。

5月

- 寄送防疫物資予舊金山，舊金山市市長倫敦・布里德（London Breed）致信感謝侯市長。
- AIT 處長酈英傑拜會侯市長，新北市承諾推動「臺美防疫夥伴關係聯合聲明」。
- 祕書處處長饒慶鈺受邀參與紐約市國際事務局與聯合國人居署合辦之防疫線上國際論壇。

6月

- 侯市長與 AIT 處長酈英傑共同主持新北市防疫產業 PPE 及生技廠商見面會。
- 侯市長主持「新北・新常態：後疫情時代重啟之路」線上論壇，美國聯邦眾議員潔姬・斯貝爾（Jackie Speier）與 AIT 處長酈英傑開場致詞（錄影）。

8月

- 祕書處處長饒慶鈺接受美國國家廣播公司（NBC News）國際新聞部主任娜塔莎・列別傑娃（Natasha Lebedeva）線上專訪。

露天汽車電影院
打響新北市振興經濟首部曲

二〇二〇年六月十三日，導演藍正龍、瞿永寧、金馬影帝李康生，還有秀泰影城總經理廖偉銘及侯市長，都出現在新北大都會公園旁的觀光市集停車場。

只不過，他們不是來停車，而是來看電影的。

原來，這晚是疫情期間全國首創 4K 露天汽車電影院的首映，開放一百輛車進場，採用汽車不發動的觀影形式，並搭配胖卡美食，趁著夜晚的涼風，投入劇情故事中。經發局希望藉由新型態影城娛樂消費模式，打響新北市振興經濟首部曲。

第二天，市長來到深坑商圈，打出振興經濟二部曲，為「新北安心 FUN 尋龍輕鬆 BUY」活動賣力促銷。月底，「新北振興 168」正式啟動，結合衣食住行育樂各層面大小商家，消費者還可登錄發票，月月抽特斯拉汽車。平衡供需兩端，一起共創雙贏。

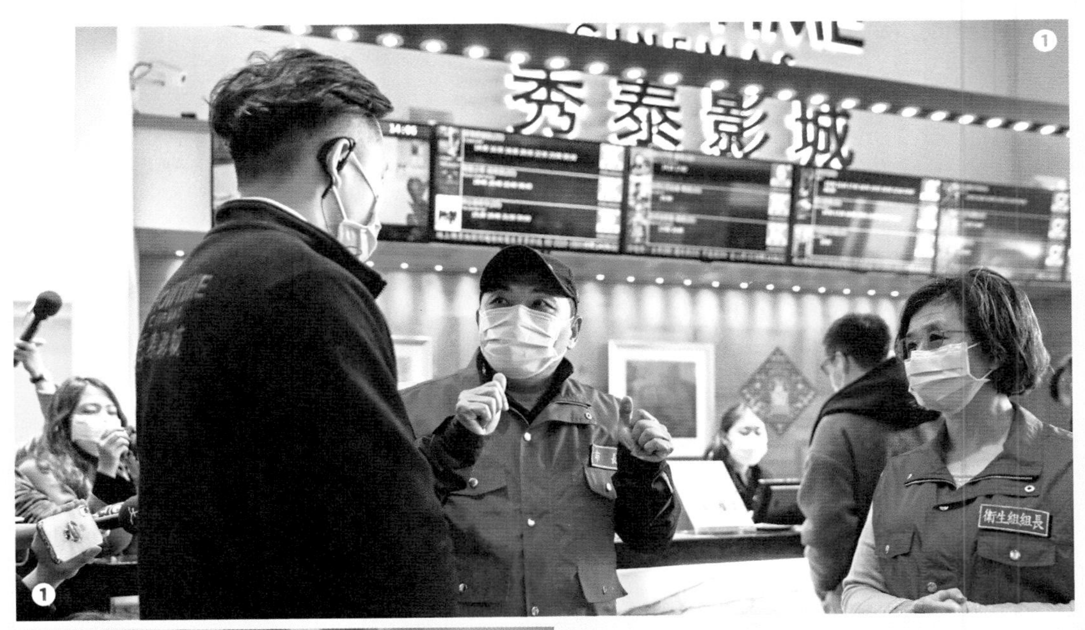

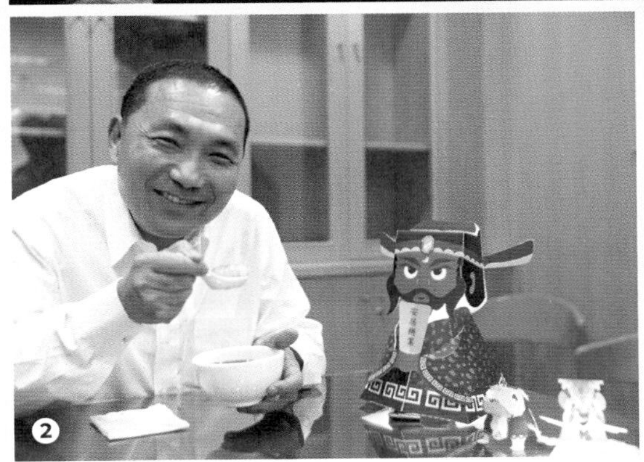

❶ 新北市疫後振興經濟，以疫後新生活為切入角度，首部曲選定電影產業。圖為侯友宜市長（中著紅背心者）與衛生局局長陳潤秋（右一）到影城視察。

❷ 新北市振興經濟接連推出露天電影院、「新北安心 FUN 尋龍輕鬆 BUY」，以及搭配中央於七月發放三倍券，市府也推動「新北振興 168」配套優惠，以物超所值及在地消費為主等措施，都是為了讓市民能夠安居樂業。

防疫英雄

中興橋派出所副所長　郭柏宏

“日常生活防疫的最後一道防線”

一名衣著單薄的女子，呆坐在超商前面。她的眼神渙散，偶爾發出的咳嗽聲，在料峭春寒裡顯得特別駭人。不妙的是，這位女子才從中國大陸回臺，照理應該正在居家檢疫，卻出現在街頭。

接獲通報，中興橋派出所副所長郭柏宏立刻前往實地找人。

年初，這名女子陪男友去上海，沒想到不久後就被男友拋棄。她患有憂鬱症，雖然在乾姊家自主隔離，但乾姊因故無法再收留她，身上的處方藥物也已經吃完。

一方面擔心女子做傻事，一方面避免造成防疫破口，「無論如何，不能把她留在街頭，」郭柏宏決定先將人帶回警局。

郭柏宏試著聯絡女子的家人，但家人不願接她回去，使得安置難度變高。郭柏宏迅速通報衛生局與消防局，並且和同事分頭找防疫旅館，同時陪女子聊天，想辦法讓她排解鬱悶心情。

結果不但防疫旅館落空，同時女

子因無症狀不能強制送醫；一路聯繫、溝通，終於將女子轉送新北市立聯合醫院三重院區，實施檢疫措施，予以留院等候結果，結束流浪狀態。

在民眾日常生活的防疫工作上，警察總是擔任最後一道防線。無論接獲通報或檢疫手機定位出現飄移，都必須立刻出動，查找失聯民眾，「有時明知可能是收訊不良，但是為了安全，仍然不能心存僥倖，殺到現場，」郭柏宏說。

然而，警察一旦出現，就很引人注目，常惹得民眾詢問：「來做什麼？」為了保護個人隱私及避免恐慌，郭柏宏只能這樣回答：「沒事啦，有人報案，來看一下。」巧妙的應對，是疫情期間執勤需要的小技巧。

郭柏宏服務警界二十多年，SARS 時期更被派駐縣立三重醫院（現已改為市立），現在面對新冠疫情已經駕輕就熟，無論接觸檢疫者、處理民眾疑問或自身的安全，都能不慌亂。

不過，安全仍是最重要的一環。郭柏宏說，何況「侯市長出身警界，最了解第一線的辛苦。他對警察防疫物資的提供，向來不打折扣。」警察們也很重視自身安全，「下班時，會全身消毒，甚至洗好澡才回家。」

防疫工作大幅增加，警察同仁忙到天昏地暗。但是面對身上的重擔，郭柏宏輕描淡寫地說：「沒什麼，只是例行勤務多添一項而已。」

郭柏宏想得很通透，追蹤檢疫失聯者固然讓人四處奔波，但隨著特殊行業關閉，街頭鬧事銳減，連酒測也大量減少，他說：「人生得失難料。」

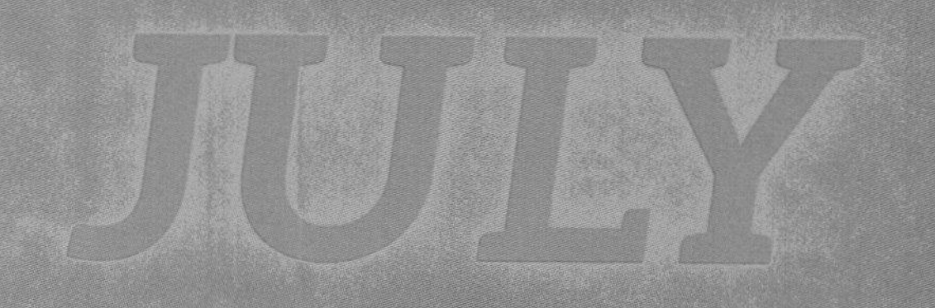

2020年7月

最想念的季節

暑假一向是戲水旺季。受到疫情影響，這年的暑假不但縮短了兩個星期，一向擠滿人的游泳池也變得門可羅雀，少了往昔熱鬧玩樂的氣氛。

二〇二〇年七月進入後疫情時代，有些地方開始不需要強制戴口罩，但是新北市政府防疫的腳步沒有停歇，反而因應改變的來臨，從產業到日常生活各層面，多管齊下引導民眾進入兼顧防疫安全的新生活模式。

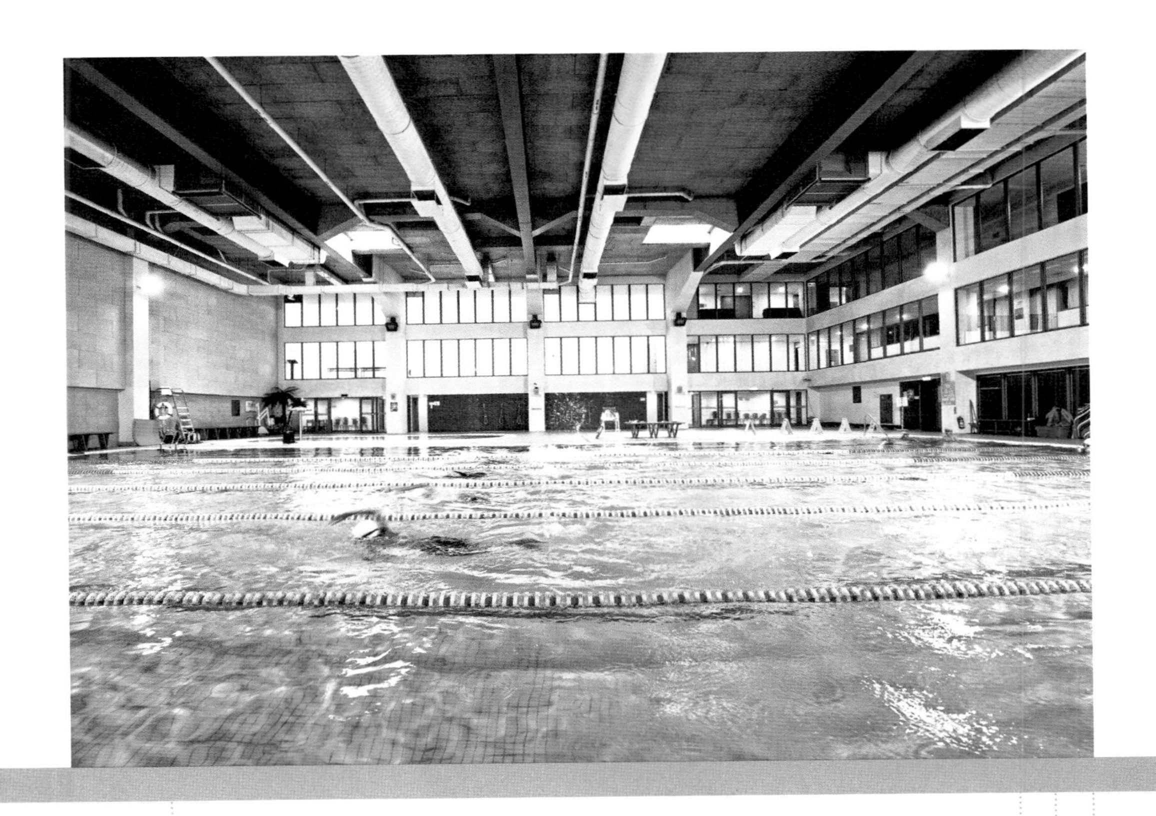

本月大事

7/3—5
國內史上首次大學指考延期

7/28
威力彩史上最高頭獎彩金31.24億元

7/29
我國氣象史上最熱、首次無颱風的七月

7/30
我國第一位民選總統李登輝逝世

打造後疫情時代新生活模式

二〇二〇年六月最後一天，侯市長出席「新北振興 168 啟動記者會」，七月一日，中央「振興三倍券」開放預購，昭告了後疫情時代新生活邁向「振興」的復甦階段。

剛由土城區區長調任民政局副局長的楊志宏，帶著擔任區長時處理疫情的經驗，對於居家檢疫的工作特別關注。

當防疫已成為每個人日常生活的一部分，新北市政府團隊開始在各個層面為「復原及振興」模式做出準備和因應。

例如，「小衛星」兒童少年前進觀光工廠、發表二十四條社區路線的社區小旅行齊心拚經濟、寵物健康生活站，以及新北市首場國際視訊採購商洽會等等，都引領市民在疫情的限制中，看見新的方向與可能。

在疫情的翻攪中，弱勢族群更需要被關注。「小衛星」是衛福

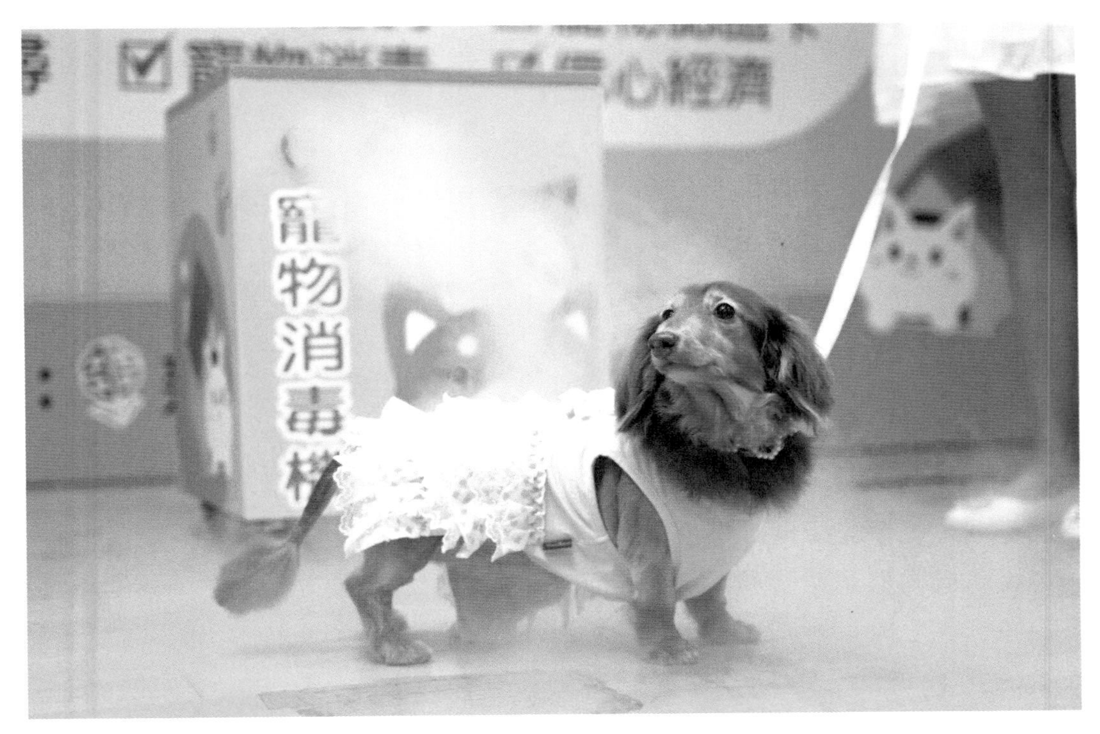

二〇二〇年七月九日在新北市政府舉辦「新型態安全生活模式—— 寵物健康生活站」啟動儀式。新北市成立寵物健康生活站設置超音波造霧消毒機是一大創舉，提供社區民眾寵物免費消毒服務，宣導民眾防疫觀念，守護毛寶貝的健康。

部指導各縣市建置的脆弱家庭社區服務據點。新北市社會局媒合民間善款，並結合振興經濟政策，邀請「小衛星」社區服務的弱勢家庭兒童少年，前去參觀新北市的各觀光工廠。

三個月內，舉辦十六個觀光工廠共四十場參訪活動，不僅達到照顧弱勢家庭、關懷兒少健康發展的目的，更藉此活絡了遊覽車業、餐飲業並振興觀光。

新北市社會局也與新北市的二十四個社區發展協會合作，規劃二十四條有山林、海景祕境的體驗路線，鼓勵民眾參與，活絡社區的發展。

社區裡有長輩和兒少，也有青年返鄉創業的故事。社會局局長張錦麗說，參與社區小旅行能夠體驗新北市的自然人文，藉此建立社區產業收益回饋，做為服務社區兒少與老人的經費，帶動自助、互助、共融的善循環。

此外，疫情也改變了現代人對毛寶貝的照護需要。

市府團隊看見寵物消毒將形成另一種生活型態，因此推出「寵物健康生活站」。在店家門口設置超音波造霧消毒機，提供社區民眾寵物免費消毒服務，營造新型態的安全生活模式。

在產業面，我們的團隊也看見了廠商的需求。

新北市自二〇一三年開始，每年舉辦國際採洽媒合會，二〇二〇年為協助產業力抗疫情，逆勢拓展國際商機，化危機為轉機，新北市經發局首度以全視訊方式辦理採購商洽會，並鎖定防疫產品及健康產業為主軸，整合業者共同拚海外訂單，促成三百零五場次洽談，帶動十五億元商機。

採購商洽會將新北市廠商的優秀技術及優質品牌推廣到全世界，同時協助業者在後疫情時期建立持續經營投資的信心，透過線上交流洽商，將新北市信心經濟的能量傳遞至海外，開創信心經濟的新局面。

化危機為轉機，不只是一句口號。順應改變，為市民在日常和商機打造新生活模式，在每一個新模式中，都能夠感受到新北市政府團隊的創意、用心與執行力。

> “透過線上交流洽商，
> 將新北市信心經濟的能量
> 傳遞至海外，
> 開創信心經濟的新局面。”

移工宿舍也要做好防疫

二〇二〇年七月二十七日中午，臺灣接到泰國官方通知，一名入境四天即確診的泰籍移工，入境前在臺灣北部工作。消息傳來的第二天，新北市勞工局即火速發動第一波移工宿舍抽查，針對轄區內聘雇移工超過五十位，共三十九家企業，一一檢視移工宿舍，重點包括宿舍內有無通風、有無門禁管制，消毒防疫設備是否齊全、用餐時是否採梅花座等，以確保移工防疫做到滴水不漏。

二〇二〇年八月時，發動第二波抽查，標準並大幅提高，只要聘雇移工達二十人即列入抽查對象，這一次視察的企業多達六十六家。

事實上，早在二〇二〇年四月，因新加坡暴發移工宿舍群聚感染，勞工局局長陳瑞嘉便立刻指示，進行移工宿舍訪視並宣導防疫安全，當時就訪視過聘雇移工超過二十位，共三百六十家企業移工宿舍。侯市長也在四月二十四日前往亞旭電腦公司視察移工宿舍，當看到宿舍公共休息區、洗手台也貼心劃分社交距離，市長很滿意，還建議「房間內通風可以更好」、「小細節要做得更到位」。

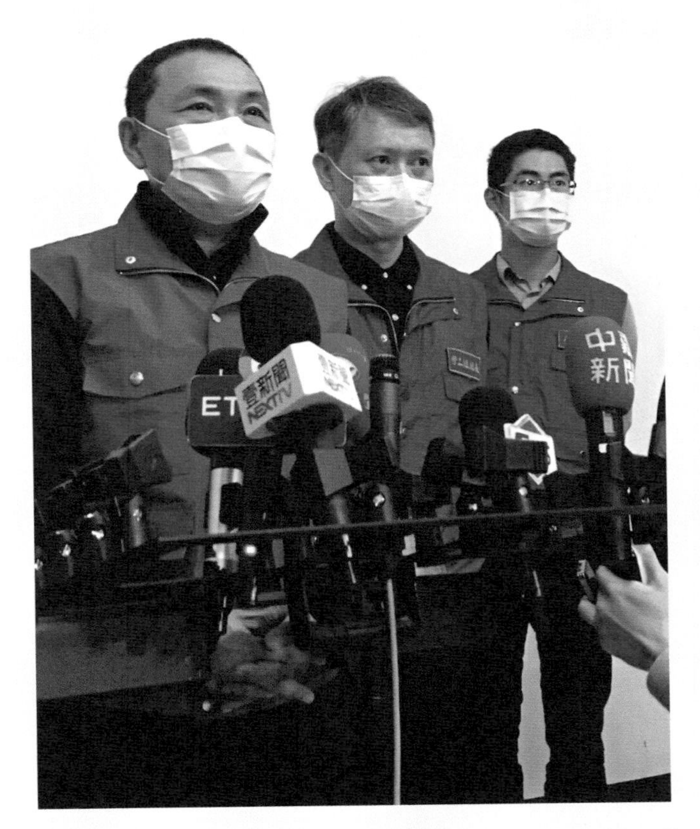

侯友宜市長（左一）與勞工局局長陳瑞嘉（左二）關心移工宿舍的防疫措施是否按照步驟來，以杜絕移工群聚感染。

勞工局外勞服務科專員　王曉雲

“為移工
敲開旅宿業者大門”

夜已深，王曉雲突然接到電話，一名剛下飛機入境臺灣的外籍移工，前往安排好的防疫旅館時，竟遭到旅館老闆拒絕入住。

消息傳來，嚇得王曉雲立刻從床上跳起來，趕緊與旅館老闆溝通。她心裡擔憂著：「萬一移工被丟包，成了人球，造成防疫破口，變成眾所矚目的社會事件，那可不得了。」可是面對旅宿業者，王曉雲卻顯得無力：「我們無法可罰，手上既沒有鞭子，也沒有胡蘿蔔，怎麼辦？」她只能夠動之以情。

退一步想，也不能全怪這位老闆，受疫情衝擊，旅宿業者叫苦連天，也不知當初仲介公司如何洽談，讓該業者誤以為境外移工是整批入住，算算起碼有六、七成住房率，後來才發現移工是陸續進住。

若某一樓層住了一位檢疫者，該樓層其他房間便不能再收客人；只有兩成的住房率，怎麼解決經營困難？而且，時值「安心旅遊」補助開始，對於旅宿業者來說如同天降甘霖，不如改做「安心旅遊」還比較划算。

業者的為難，王曉雲懂。但此刻，

她必須要說服老闆。王曉雲放軟姿態，拜託再拜託。

為達使命的誠摯與急切，終於打動老闆的心。雙方各退一步，王曉雲同意旅館變更登記房號，將檢疫移工集中居住同一層樓，讓其他樓層可以繼續收客。

沒多久，又來一個類似個案。一位入境移工上報的居家檢疫處所，原本在臺北市的一家旅館，但仲介沒有注意到臺北市的政策改變，一般旅館不可接防疫旅客，使得該移工慘遭拒絕，機場防疫人員看到移工的核可工作地點在新北市，立刻通知新北市勞工局。

這次接到通知的時間又是大半夜，王曉雲立刻著手安排防疫旅館。然而，新北市的防疫旅館家家客滿，且價位不低，移工怎麼負擔得起？於是，她透過新北市政府觀光旅遊局幫忙協調，各個縣市一路詢問，總算在臺中找到價位合宜且願意接納該移工的落腳處。

王曉雲蠟燭多頭燒，光是解釋來自雇主與仲介的諸多抱怨：「為什麼移工找不到？為什麼等不到防疫旅館？為什麼進不來？」等等，就耗去不少心力，遑論平日還要處理移工申訴、返國流程等例行工作；遇到星期天，也要去移工放假聚集地或各東南亞商店，進行防疫宣導。

秋冬入境的移工，每天還在新增確診個案，帶來了海外疫情未緩的壓力。王曉雲耳邊聽不完仲介業者對於移工需求的憂思，眼睛看著腕上戴著自己手做的水晶串鍊，那是她最近找到的排遣壓力法。王曉雲表示：「我們不能被壓力擊垮，必須找方法為自己儲蓄能量，好繼續為防疫努力。」

AUGUST

2020年8月

一顆凝聚的心

暑假在這個月底就要進入尾聲了。不能出國玩，家長和孩子一起體驗在地特色的小旅行，成為親子共遊的主題。新北市注意到許多家庭的經濟與生活受到疫情影響，沒有機會帶孩子出遊，特地運用「新北市好日子愛心大平台」的資源，由社團法人中華道家人文協會與社會局共同打造「一日環島」特別企劃，提供弱勢家庭以闖關遊戲體驗臺灣各地風情。

除了闖關活動，主辦單位更貼心地在活動空檔為民眾拍攝全家福合照，並在現場即時輸出，致贈給每戶家庭留念。

抗疫，除了口罩、酒精、額溫槍等物資，我們最需要的，是一顆凝聚的心。

本月大事

8/8
父親節

8/19
農曆七月初一
民俗「鬼門開」

8/25
七夕情人節

8/31
高中小學
開學日

以「概念旅行」紓解弱勢家庭壓力

盛夏，暑假邁入第二個月份。出國旅行仍然遙遙無期，國內的報復性旅遊仍在繼續。

其中，有一個族群的旅遊需求，更是刻不容緩。從社會局局長張錦麗、社會局專委黃逢明，到地方的三重區社會福利中心主任劉彥伯、社工師姚毅，都不約而同有這種強烈的感受。

長長的暑假，該如何為孩子安排活動，對於一般家庭的父母來說，已經是不小的壓力，更何況是各方面資源不足的弱勢家庭？工作不穩、收入減少，當填飽肚子都成問題，教育與娛樂方面更難以滿足孩子，逐日累積便會成為壓力鍋，對於個人、家庭、學校及社會，都不是件好事情。

因此，社會局特別在二〇二〇年八月中旬，與中華道家人文協會共同主辦了一場特別企劃的親子旅遊體驗營活動——從「新」出發「趣」

環島，邀請超過兩百個弱勢家戶至新莊體育館同樂，進行「一日環島」的概念旅行，侯市長也到場一起同遊。

這場概念旅行選定新北、基隆、南投、花東等十大知名景點，由志工設計闖關遊戲，如賓果、做天燈、擠羊奶等，讓爸爸媽媽能夠與孩子一起闖關，認識各地人文風情與美食，體驗一日環島的樂趣。希望透過這場跳脫日常生活的活動，帶給弱勢家戶特別的記憶，並增進親子間的互動。

處於後疫情時代，除了社會局發現旅遊對於紓解弱勢家庭的壓力

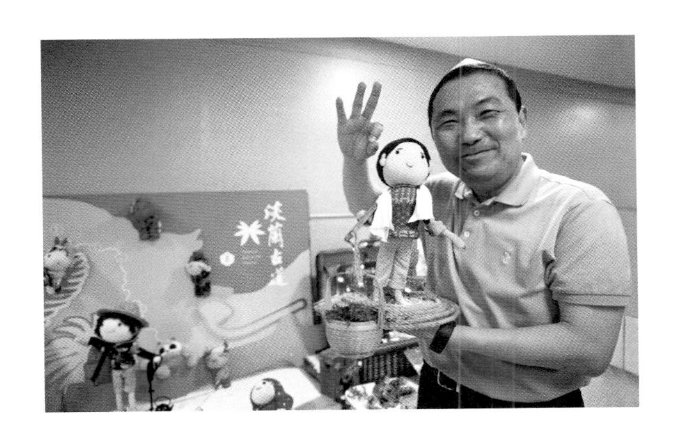

侯友宜市長透過推動「OK 旅遊」認證，和新北市一百三十三家旅宿、旅行業者合作，推出六十八條戶外空氣清新、薄利多銷、景點短距移動、小型成團的「清、薄、短、小」實名制行程，讓民眾有信心出門消費，玩得安心且開心，創造後疫情時代的信心經濟。

有很大的幫助，觀光旅遊局局長張其強也主張，用新的思維看待「旅遊」──由於知名景點總是擠滿人潮，增加防疫緊張，應該開啟「清、薄、短、小」的設計原則，意即戶外空氣「清」新、「薄」利多銷、景點「短」距離移動、「小」型成團

實名制行程，也適合學校畢業旅行。

這樣的旅行，能夠將旅遊的重點，在風景的追求之外，增加一個向內的視角，亦即向內深入認識在地人文，或者向內凝聚旅伴彼此感情。

除了建議到短距離移動的景點，張其強還推崇「古道」旅行，特別是新北市花了許多資源，用古法以石頭及木頭整修恢復原貌的「淡蘭古道」。

古道健行不但可以自行決定路程長短，而古道上的人文歷史，豐富的原始植物蟲鳥，山林中新鮮的空氣，都足以讓人解壓忘憂。

為證明所言不假，曾探查淡蘭古道多次的侯市長，在暑假快結束之時，特別邀請交通部部長林佳龍，一起從雙溪走到淡蘭古道中段。當兩人邊吸著芬多精，邊看到從地球一億五千萬年前就存在的植物雙扇蕨，如同見證侏儸紀時代的活化石般，心中充滿興奮與感動。

淡蘭古道是新北市古道旅行路線中的寶，乘載先民的智慧與走過的崎嶇，充滿許多未發現的祕境，等待大家去發掘。

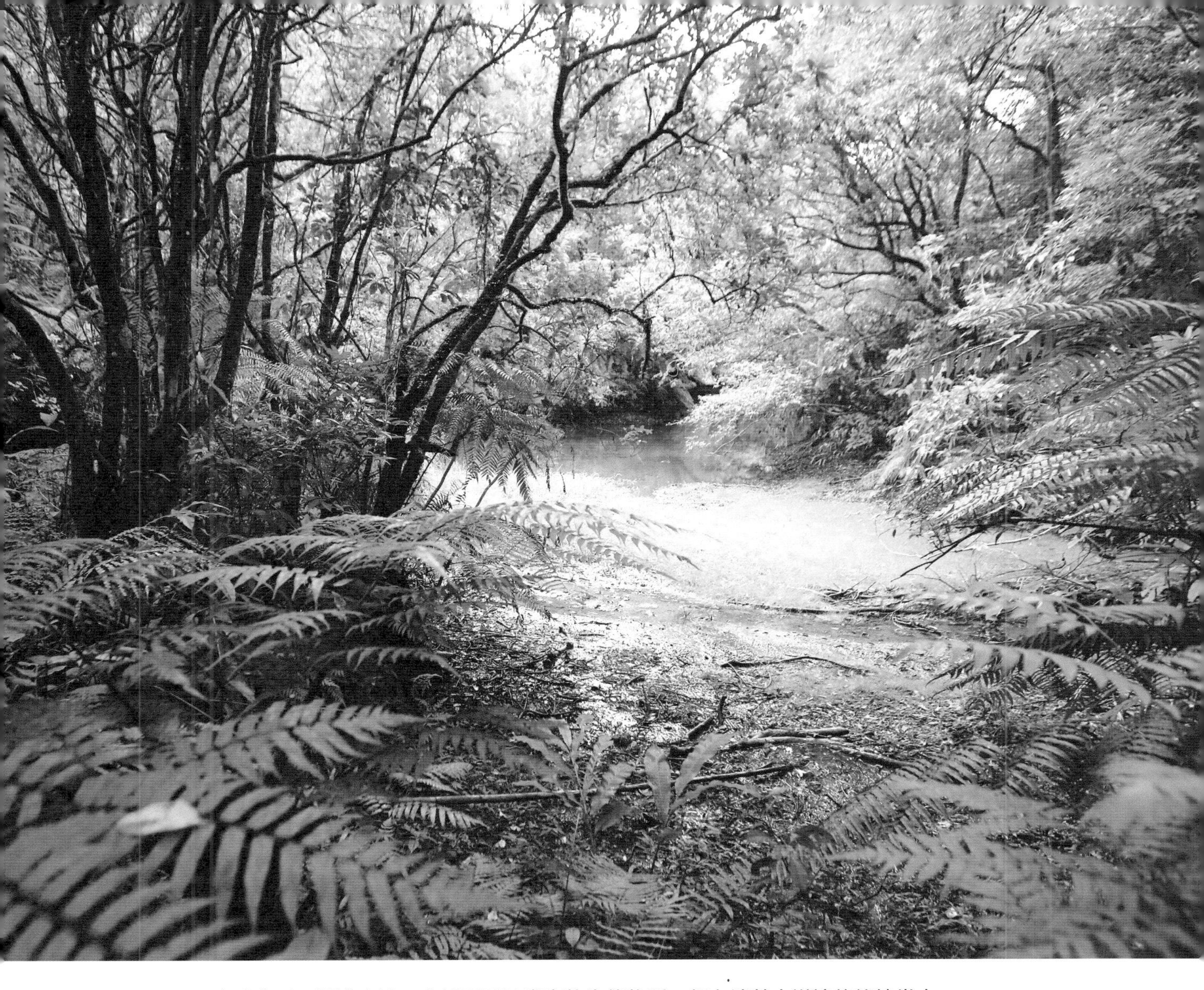

蟲鳴鳥叫、清澈水流、自然風景及豐富的生態物種，都在淡蘭古道這條祕境當中。

新外商及電商輔導計畫

在家想吃小潘鳳凰酥、黑師傅福源花生醬捲心酥、起士舒芙蕾、東京野莓甜點，想喝元初豆坊豆漿奶茶，或是想嘗鮮深坑大樹下雪子肉粽、瑞芳阿嬤（菊）龍鳳腿等著名美食，又不想勞師動眾出遠門，我們的經發局局長何怡明想出一個好點子，就是「新外商」活動。

二〇二〇年八月經發局推出的「新外商」，整合串聯跨領域外送平台及便利超商零售業者，拉近消費者與新北特色美食的距離，讓民眾可以輕鬆地穿著拖鞋到附近的便利商店、全聯取貨，或是讓外送業者直接送到家。

另外，經發局也邀請亞馬遜全球開店、eBay、SHOPLINE、PChome商店街等二十家知名境內與跨境電商相關平台業者，共同合作成立全臺最大電商顧問團，在二〇二〇年八至十一月期間，以一對一深度諮詢的方式，建立新北企業進入電子商務的概念，以及提供後續在金流、平台、行銷、公關、物流等各種經

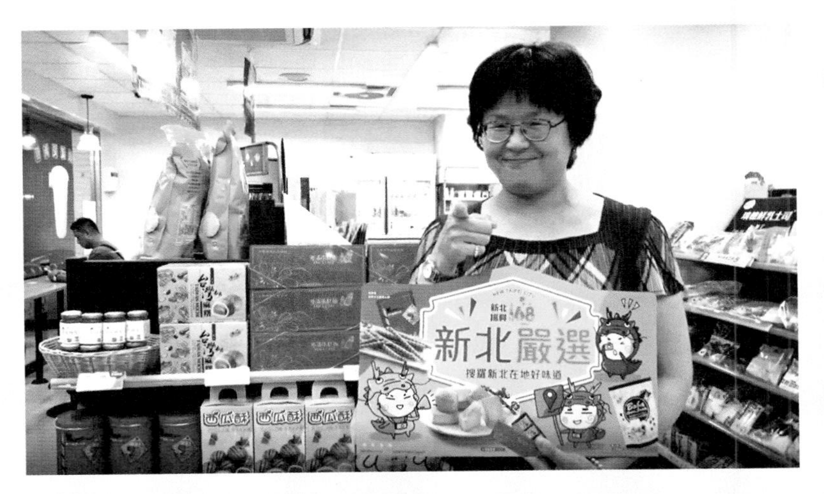

經發局與超商業者合作「新北嚴選」專區，讓民眾能輕鬆買到新北在地特產（圖中為經發局局長何怡明）。

營電商所需資源的媒合與發展策略建議。

透過具有成功轉型經驗的業者協助新北企業數位轉型，讓業者能夠在後疫情時代拓展線上商機。

解封進入第三個月，振興經濟仍是侯市長心頭的懸念。繼二〇二〇年七月配合中央振興三倍券，為解決三倍券不能找零的問題而推出「新北特惠券」，用五百元面額振興券兌換十六張面額五十元總計八百元的活動。

另一方面，透過提供三千元至兩萬元的輔導費用，協助新北小型餐飲業與特色店家轉變經營型態，拓展更多元的通路與商機。

防疫英雄

永和區公所里幹事　楊雯瀚

“為民眾的需求努力奔走”

新冠肺炎在全球大流行，一時之間，返國民眾驟增，小小的永和區，居家檢疫民眾高達一千多人，忙壞了里幹事，楊雯瀚就是其中之一。

楊雯瀚手中居家檢疫的個案有三十例，每天的工作中包括電話追蹤聯繫、寄送檢疫關懷包等；這一天，他打電話給一位剛從深圳返臺，正處於居家檢疫第二天的許女士。

「我父親病危，已經送進加護病房，我可以申請去探病嗎？」原來，許女士此時返國，主要是為了探望重病的父親。偏偏卡在居家檢疫，許女士擔心不能見到父親最後一面。

聽到許女士的詢問，他愣了一下，因為沒處理過類似案例，不知該如何回答。

居家檢疫期間，可否因重大事件申請外出？當時中央尚未明訂規定，楊雯瀚建議她直接撥打防疫專線詢問。

詢問的結果是：「不行。」

楊雯瀚能體會為人子女的心情，雖然權責有限，他卻不放棄努力：

「我去通報長官，看看還有沒有什麼辦法。」

沒想到，隔日再度電話聯繫，只聽到許女士平靜地說：「不用了，謝謝你的幫忙。人好像已經走了。」

楊雯瀚心中湧上遺憾，一邊安慰對方節哀，一邊仍想著：見不到最後一面，那麼能幫助許女士去靈堂悼念嗎？

真的沒有辦法了嗎？楊雯瀚和同事不停討論、腦力激盪，希望找到「防疫」與「盡孝」可以兩全的做法：用專車載送許女士？或全副防疫武裝出門？還是不必經過醫院大門，直接到達醫院靈堂？結果仍是不行。

雖然最後沒有幫上忙，但是楊雯瀚的用心，已經讓知情者動容。

居家檢疫者因為不能自由行動或是擔心罹病，而情緒緊繃；或對里幹事的服務存在誤會，以為任何需求都能滿足，難免造成里幹事的壓力。不過，忙碌中，這群在第一線協助檢疫者的人，仍不時提醒自己，盡力傳遞溫暖。

有的檢疫者自覺出現躁鬱症狀，心裡焦慮，里幹事不惜花上一個小時講電話，去傾聽、安撫或陪伴聊天，甚至轉介衛生單位請求協助。

對楊雯瀚來說，防疫工作繁雜，但求沒有遺憾，「民眾的需求，只要在我能力範圍內，還是盡可能使命必達。」

註：楊雯瀚因職務異動，本書出版時，已不在永和區公所任職。

SEPTEMBER

2020年9月

安心
從新北出發

出國旅遊禁令未解，再加上安心旅遊補助在二〇二〇年十月底結束，因此連續四天的中秋連假交通疏運壓力，在放假前就預估將會是「史上最塞中秋連假」。

各風景區的訂房狀況都傳出佳績，宜蘭礁溪平均訂房率傳出達八至九成，花蓮在九成以上，使得交通部如臨大敵，全國人口最多的新北市也不敢掉以輕心，新北市交通局和交控中心都提前做好疏運與監控的準備，而即將啟用的「新北板橋轉運站」，不僅與捷運環狀線共構，還匯集了十六條中長程客運路線。

大家努力省下交通時間，讓返鄉者可以多一點和家人共處的美好時光、出遊者早一點抵達目的地，以從容優雅的心情，享受期待已久的美景與美味。

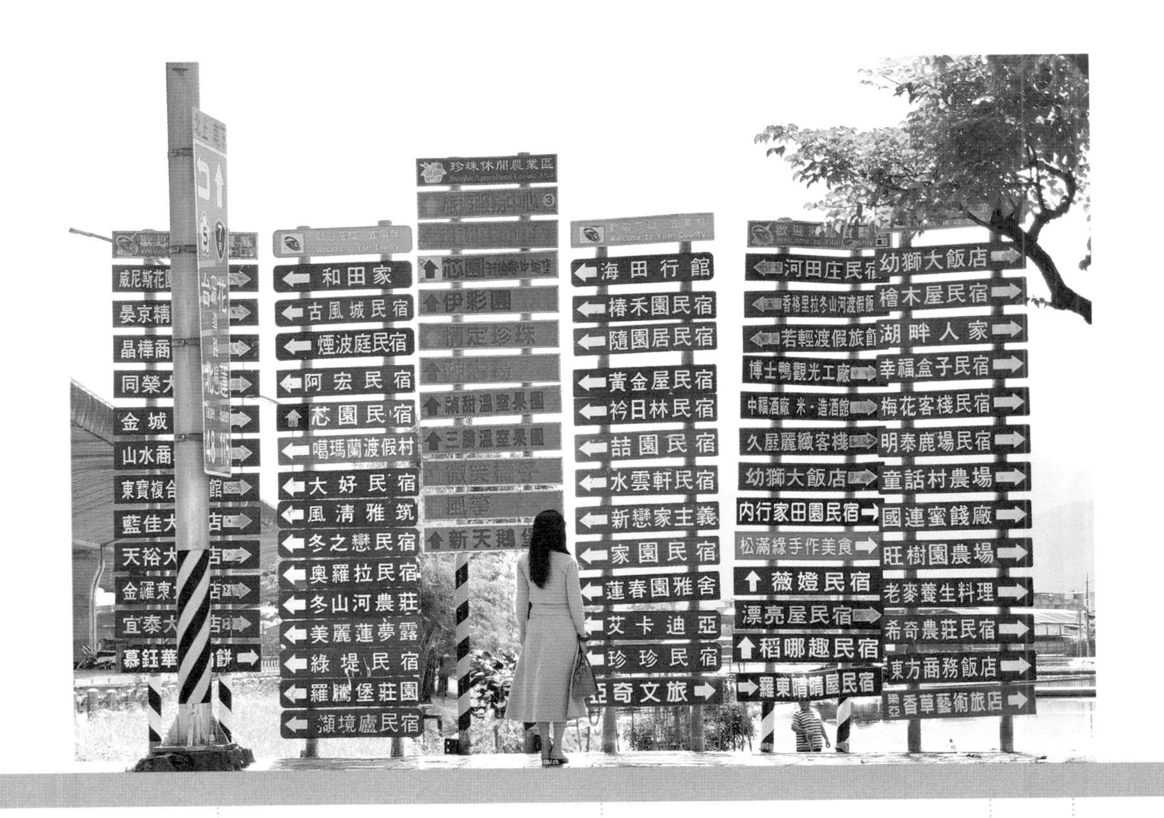

本月大事

9/2
農曆七月十五
中元節

9/16
農曆七月二十九
民俗「關鬼門」

9/26
中秋節連假
補班日

9/28
教師節

中秋連假 防疫不鬆懈

由於交通部預估二〇二〇年中秋連假返鄉車潮將比往年還更多，侯市長特地在放假前一天的傍晚，來到交控中心、高鐵、臺鐵板橋車站和板橋客運臨時站，致贈中秋禮盒慰勞輪值人員，感謝高鐵、臺鐵和中長途客運增開班次、全力運輸返鄉人潮，犧牲假期為民服務，也提醒市民朋友們防疫無假期，落實防疫新生活運動。

高鐵、臺鐵站務人員表示，因應中秋連假運輸旅客的需要，自二〇二〇年九月三十日至十月五日止共計六天，臺鐵全線加開各級列車一百八十五列次、加掛車廂五百二十九輛次；高鐵加開一百九十六班次列車，提供一千零六十五班次列車的旅運服務；板橋客運臨時站中長途客運也加開八十班次，讓返鄉旅客平安回家團圓。

此外，國道五號是中秋連假的運輸重點，為因應大量返鄉車潮，

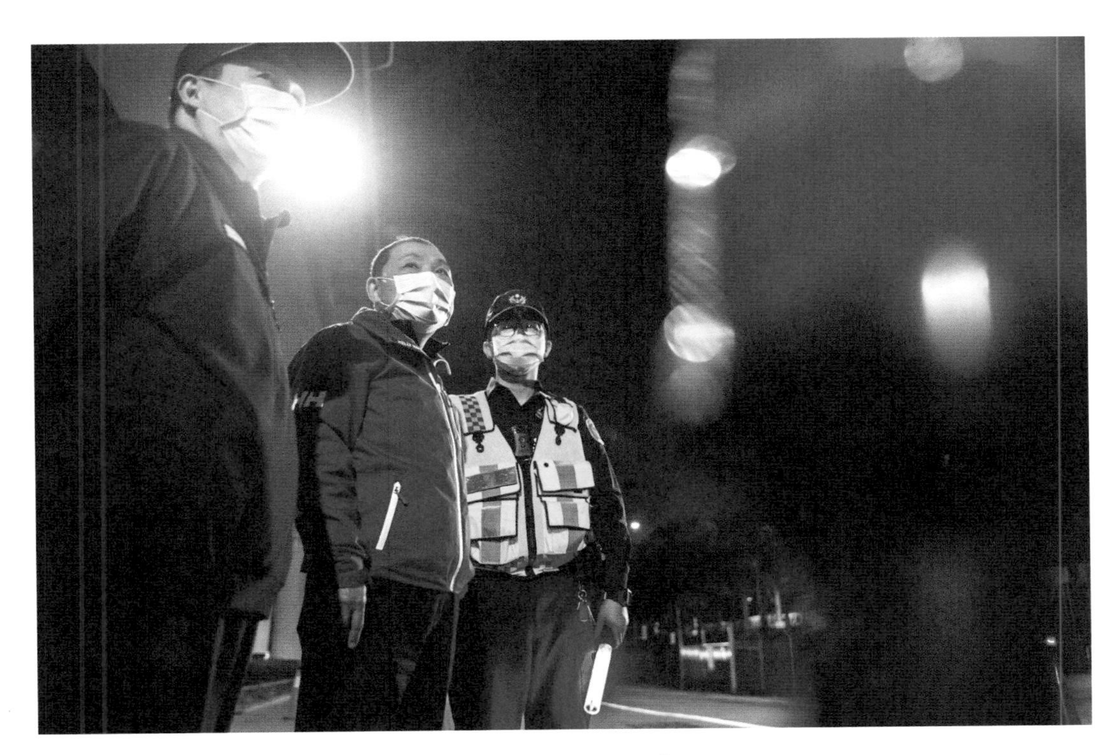

市府團隊不分晝夜，努力為市民打拚（左二為侯友宜市長）。

國五坪林、石碇交流道南向入口，在中秋連假前兩天與雙十連假第一天，從凌晨零時起到中午十二點，首次進行匝道封閉管制，新北市交通局超前部署，在全市的資訊可變標誌（CMS）配合發布訊息，除了建議開車民眾改走一〇六乙線和臺九線北宜公路，轄區分局並針對交流道周邊道路加強疏導，新北市交控中心也二十四小時全天候監控。

侯市長說，十月中旬即將啟用的新北市板橋轉運站，除了與捷運環狀線共構，更匯集了十六條中長程客運路線，包括到桃園機場、苗栗、竹東、臺中、臺南、高雄、屏東，還有宜蘭、羅東、蘇澳、花蓮，捷運車站就在三樓，旅客可以更迅速轉乘搭捷運，享受便捷、舒適的大眾運輸服務。

除了運輸返鄉旅客，交通局也針對九份、金瓜石、深坑、淡水、鶯歌、三峽，以及青春山海線各個旅遊風景區，提供懶人包資訊，讓連假出遊的市民朋友可以避開易塞車時段和路段。更貼心的是，交通局也注意到民眾停車的需求，針對九份地區私人停車場趁機哄抬停車費的現象，特別與瑞芳警分局加強聯合稽查，盡力讓民眾留下開心出遊的美好回憶。

搭公車時請全程戴口罩
未佩戴且勸導不聽者得拒載，另由地方政府裁罰
3千~1萬5千元以下罰鍰

板橋站
Banqiao Station
08:40

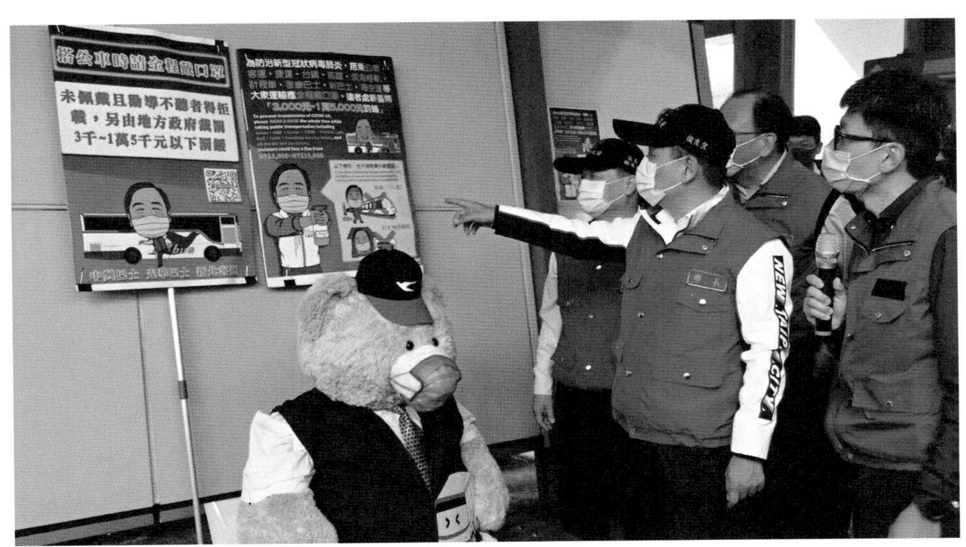

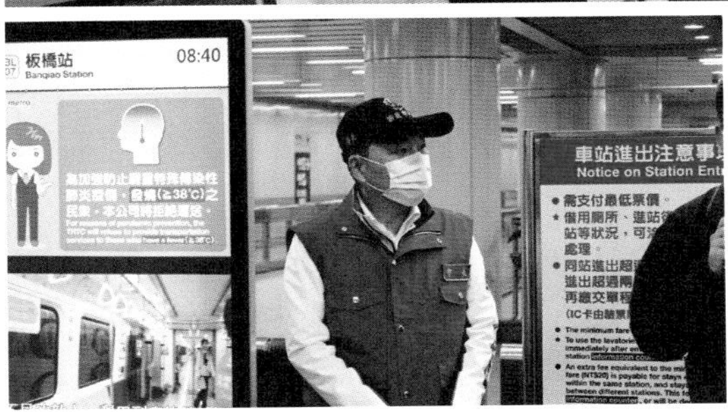

新北市相當重視大眾運輸防疫整備，全民一起防疫（上圖舉起右手者、下圖中，均為侯友宜市長）。

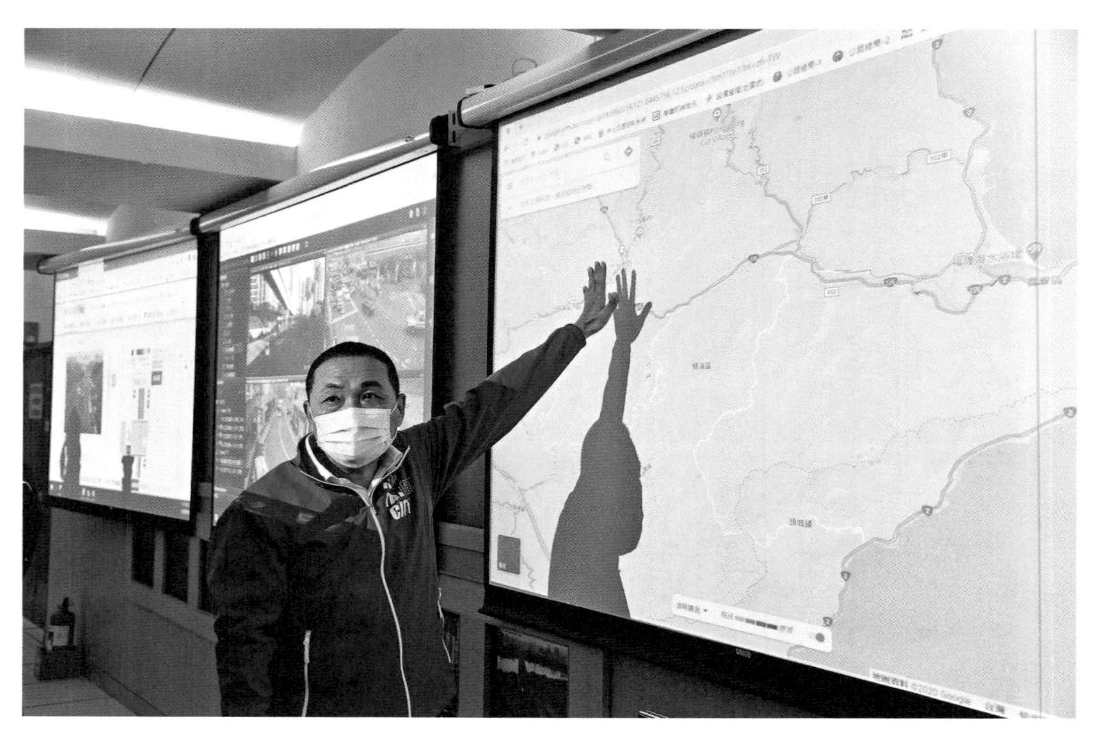

新北市交控中心為二十四小時全天候監控，侯友宜市長特地視察關心。

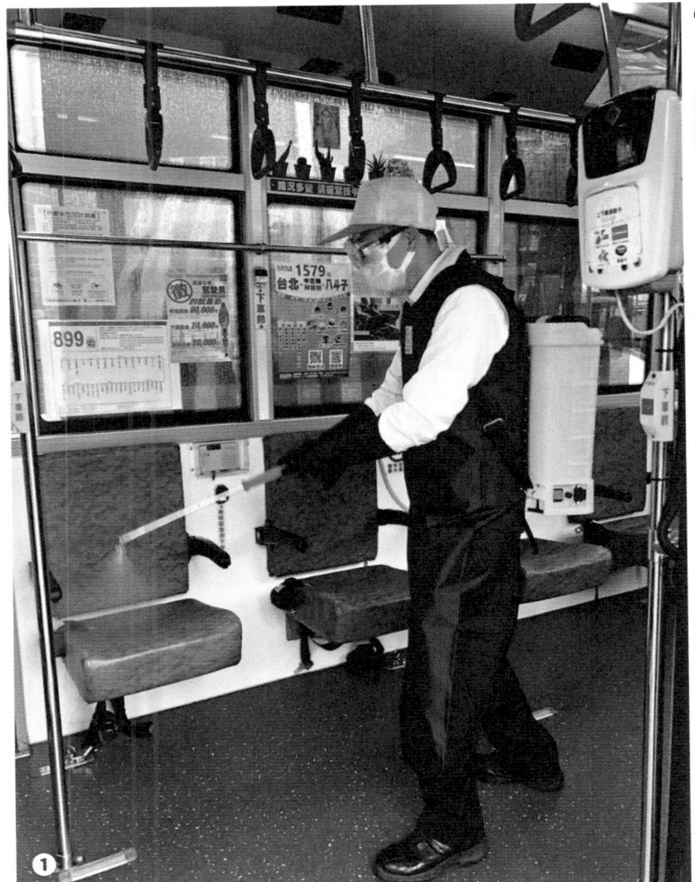

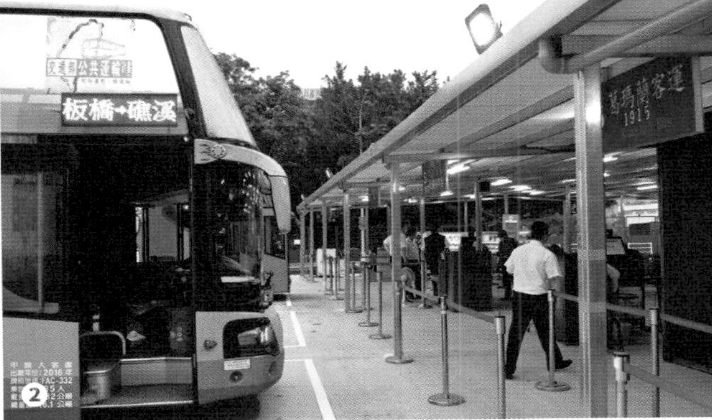

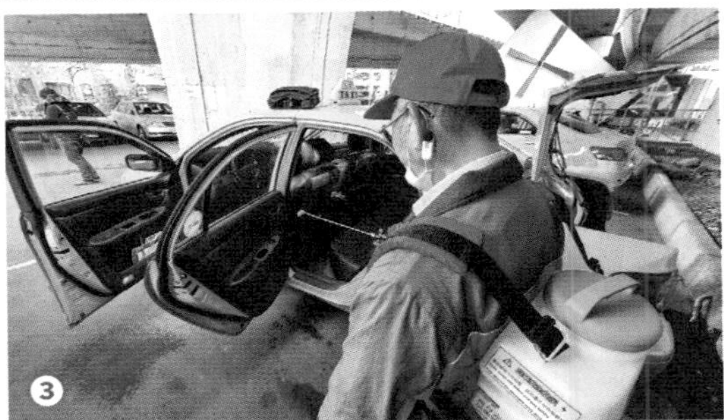

❶❸ 定期消毒加強乘客防疫安全。

❷ 中長途客運是運輸返鄉人潮的重點交通工具，確保通暢的路況很重要。

新北市廠商攜手抗疫

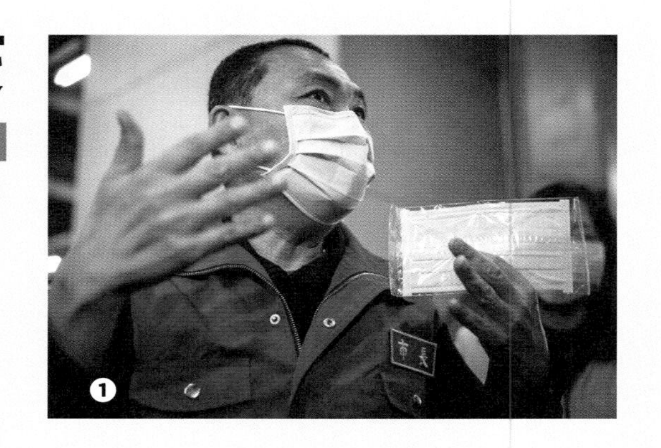

最重要的防疫物資，就是相關的醫療器材。

當二〇二〇年上半年社會籠罩在疫情升溫的疑慮，就有新北市廠商發揮企業社會責任，投入防疫資源準備工作。經發局以專案方式，陸續協助原本專注於電子業的麗正國際、傳統陶瓷產業的福德窯業設立工廠。此外，在紡織業同樣以機能布料取得佳績的儒鴻企業及神采時尚，也在當時投入防護衣的生產，很短期間內協助設立六家醫材工廠。

經發局局長何怡明說，鴻海集團早在二〇二〇年年初疫情緊張之際，即與市府聯繫並表達希望能建置醫療級口罩產線，以共同紓解當時國內口罩供應可能不足的情形，鴻海集團也在市府的協助之下，迅速在土城設立醫療級口罩生產線，在疫情當下實踐企業公民精神。

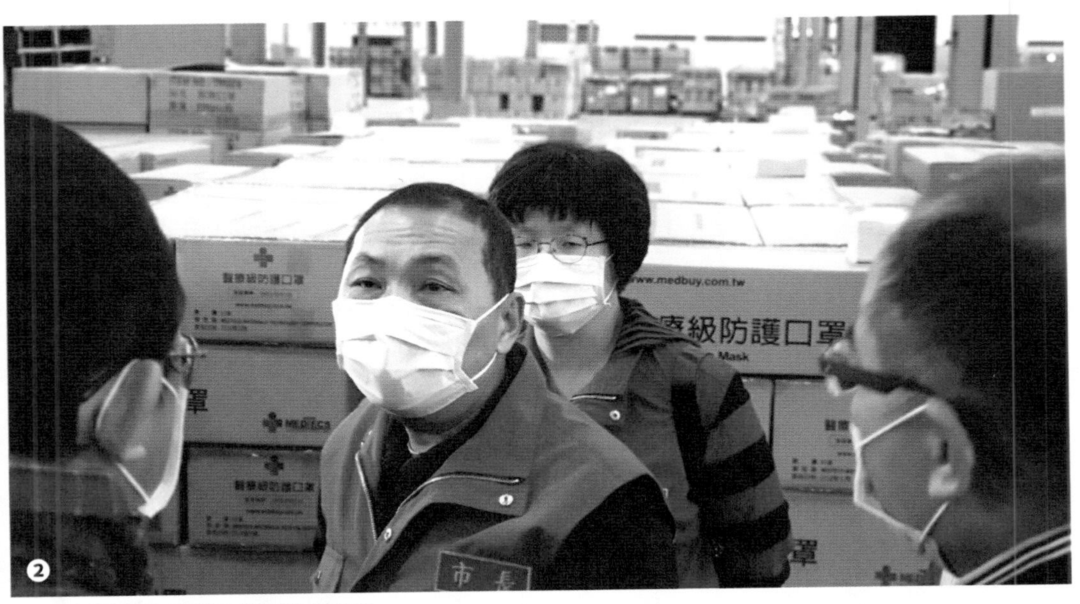

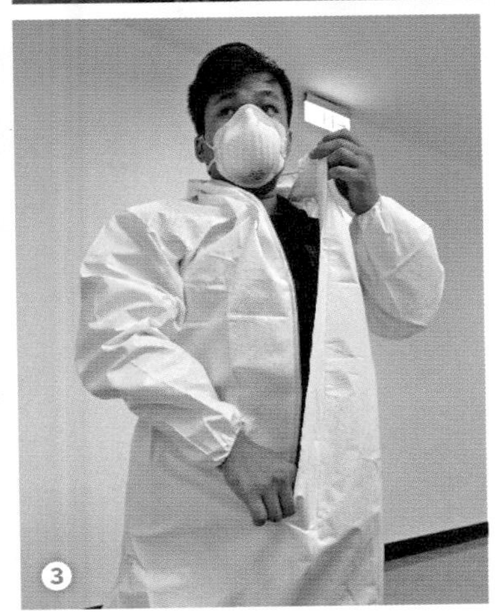

❶❷ 侯友宜市長（圖❷中著紅背心者）感謝新北市廠商發揮企業社會責任，投入防疫資源準備工作（圖❷右二為經發局局長何怡明）。

❸ 防護衣也是相當重要的防疫物資（圖為新北市消防局竹圍分隊高級救護技術員簡煜勳）。

市場處處長　盛筱蓉

“新北市政府有在做事喔！”

「危機就是轉機」，對市場處處長盛筱蓉來說，再也沒有比二〇二〇年更能體會其中真意的時候。

新北市有四十一座公有市場、一百二十七處市場外的攤販、一萬多家攤商，加上各區大大小小的夜市，隨著疫情暴發，面臨極大的防疫挑戰。

防疫安全與市場經濟，存在著糾結與矛盾。盛筱蓉原本以為，市場處會因此和攤商陷入對立，結果卻大出意外。她驚訝地說：「很多幾乎不可能的任務，竟然在疫情期間達成目標。」

首先是「瑞芳美食廣場」的天然氣安裝工程，順利進行。因為受鑽石公主號事件衝擊，「瑞芳美食廣場」的生意大幅滑落。平時觀光客眾多，要攤商停業安裝天然氣，幾乎不可能。當時，攤商卻主動向盛筱蓉提議：「我們休業一個月，來裝天然瓦斯。」

新北市政府不僅加快促成，還加碼爭取中央防疫經費，改善市場環境設施。就在市場解封之前，一個更安全、更明亮的「瑞芳美食廣場」完成，煥然一新的模樣，讓各方皆大歡喜。

加快計畫腳步的，還有傳統市場

的改建。侯市長之前訂下四年啟動三座傳統市場改建的目標，其中，原先預計二〇二一年才能完成改建的中和枋寮市場，居然順利在二〇二〇年七月動工，超前達標。

「枋寮市場是生意興隆的傳統市場，每天人潮眾多，但也形成改建上的困難，」盛筱蓉已經預期將要進行許多安撫與協商。市場裡的走道狹窄，只有一米四寬，需要拓寬到二米半才安全方便，但也會因此縮小攤位空間。

但是，疫情讓大家重新思考，加上市場自治會會長賣力奔走，很快就排除困難，順利動工。

改建完成的市場乾淨明亮，原本被外面的攤販占據的出入口，在整理後重新出現。盛筱蓉說：「枋寮市場變成眾人眼中的新地標，攤商們相當引以為傲。」

之前，樂華夜市對市府的防疫措施有些抗拒，於是盛筱蓉聯合永和區區長、警察單位與攤商協商，最後攤商拋出一句話：「好，我挺你們！」接著，幾大夜市如南雅、新興，也毫無異議跟著執行。

同仁也主動發想許多活動與「kuso」點子，一起去夜市防疫宣導。原本內向的盛筱蓉也豁出去了，看到情侶坐在一起：「不好意思，防疫安全，請採梅花座。」看到攤商擺出整排肉串：「老闆，肉串放冰箱，客人點了再拿出來。」

「我好怕惹人嫌，講完趕快走，」盛筱蓉說：「不過還是會偷偷回頭，看他們有沒有照做。」市民的配合，讓她不由得豎起拇指。

有一次，局長何怡明巡視夜市，聽到攤商稱讚：「新北市政府有在做事喔！」局長回來後轉述，肯定了盛筱蓉的努力。

看到已有三座傳統市場進入改建時程，疫情雖帶來毀滅卻也帶來契機，盛筱蓉明白，抓住契機繼續努力，就能看到前方的希望。

OCTOBER

2020年10月

新北點燈
向世界報平安

古色古香的菁桐老街有好山、好風景，一直以來遊客就絡繹不絕；為了讓大家知道平溪是觀光旅遊的好地方，並感謝所有防疫團隊守護新北市、守護臺灣，我們的侯市長在二〇二〇年十月一日來到石底大斜坑，擊鼓點亮「新北點燈 向世界報平安」全場域藝術裝置，希望全世界平安度過疫情。

侯市長在天燈上題寫「事事都好事 月圓事事圓」，象徵為所有人帶來美好、希望及平安，並與防疫團隊一同施放天燈為全世界祈福，希望全世界平安度過疫情困境，如此臺灣才能一同度過，恢復以往正常的旅遊及經貿活動。

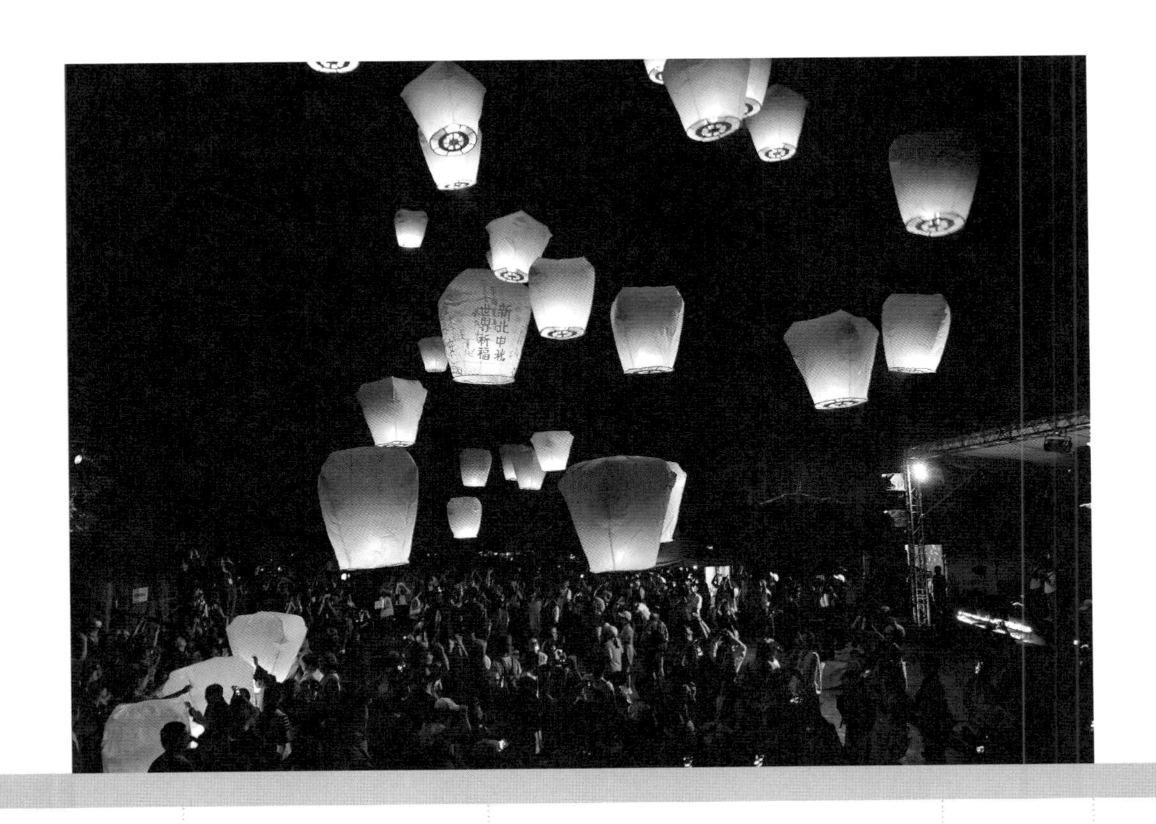

本月大事

10/1—4
中秋節連假

10/9—11
國慶日連假

10/25
臺灣光復節、重陽節

10/31
西洋萬聖節

首創輔導停業飯店轉型移工防疫宿舍

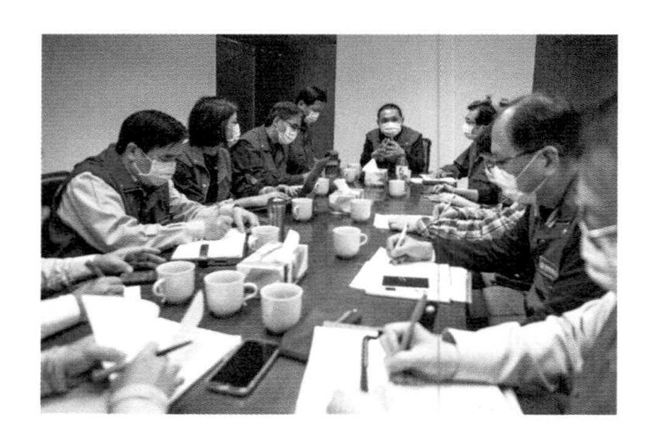

侯友宜市長率領紅背心團隊，結合各局處的資源與力量，突破各種困境，首創輔導停業飯店轉型移工防疫宿舍。

新北市移工需求龐大，但由於國際新冠肺炎疫情仍未趨緩，使得雇主引進產業類移工，因找不到移工檢疫處所，而被迫必須暫緩引進，造成全臺雇主的困擾。

我們的侯市長要求紅背心團隊將發條上得更緊，不但在二〇二〇年九月份公布「新北市產業類新引進移工入境居家檢疫場所設施措施標準」，為了突破困境，勞工局結合觀光旅遊局及環保局，在二〇二〇年十月首創主動輔導停業飯店轉型，成為符合新北防疫標準的移工防疫宿舍，第一波可提供一百二十間房供入境檢疫十四天使用。

自二〇二〇年八月五日起，為了降低移工與旅客混居的感染風險，雇主及仲介公司不得以非防疫旅館的一般旅宿業，做為移工居家檢疫場所。但實務上，許多雇主及

> “如何在安全的防疫規劃下
> 引進移工並紓解產業缺工，
> 是中央與地方政府共同面臨的課題。”

仲介公司為了滿足引進移工的需求，除防疫旅館之外，經常尋求符合規定的一般民宅來做為移工居家檢疫場所。

為避免這類場所疏於管理導致防疫漏洞，勞工局依據勞動部「產業類新引進移工申請入境居家檢疫計畫書」，並參採中央及新北市防疫旅館相關規定，訂定更嚴謹的規範標準。然而現實上，合理的雇主成本與數量充足的檢疫處所，兩者一直困擾著各縣市政府。

勞工局局長陳瑞嘉有感於受到疫情入境管制，產業類移工的人數雖然較以往下降，但國內產業還是有人力需求，如何在安全的防疫規劃下引進移工並紓解產業缺工，是中央與地方政府共同面臨的課題。

綜合考量各方因素後，決定另闢蹊徑，積極輔導有意願的旅宿業者，透過先申報暫停營業，協助於入口增設偵測體溫儀器等設施，達到符合「新北市產業類新引進移工入境居家檢疫場所設施措施標準」的「獨棟建築、分流送餐、甲級廢棄物清運規劃、終期消毒」四大防疫標準，讓防疫更到位，並於中秋連假前獲得跨局處檢核通過，成功轉型為防疫宿舍，創造政府、雇主與仲介、旅宿業者三贏。

願圓、月圓、人團圓

因應各國疫情尚未平息，仍在為抑止疫情蔓延盡最大努力的同時，新北市政府觀光旅遊局在中秋佳節期間，辦理許願、祈福的活動，一起為世界祈福，更融合在地人文與自然景觀等特色打卡裝置藝術，以「願圓、月圓、人團圓」的概念串聯三大活動，象徵美好、希望、平安相隨所有人。

二〇二〇年九月二十八日在碧潭幾米「向月亮許願」、十月一日在平溪菁桐「新北點燈　向世界報平安」、十月四日在新北大都會公園「來新北音樂盒野餐」，藉由這些系列活動，向全世界遊客展現臺灣之美，造訪新北幸福城市，探索新北市各區經典山林小鎮。

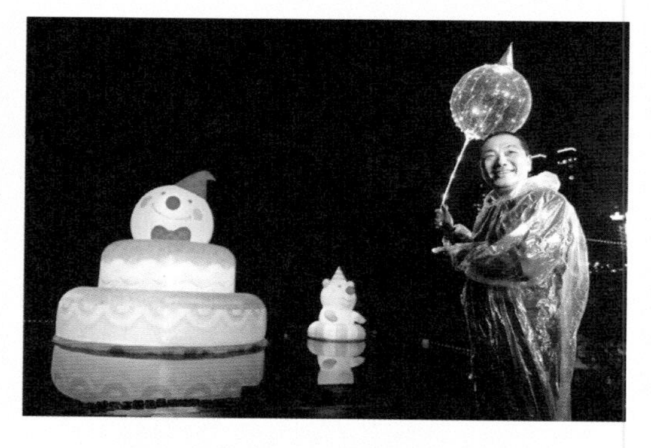

二〇二〇年碧潭地景藝術展示啟用，侯友宜市長向月亮許下心願。

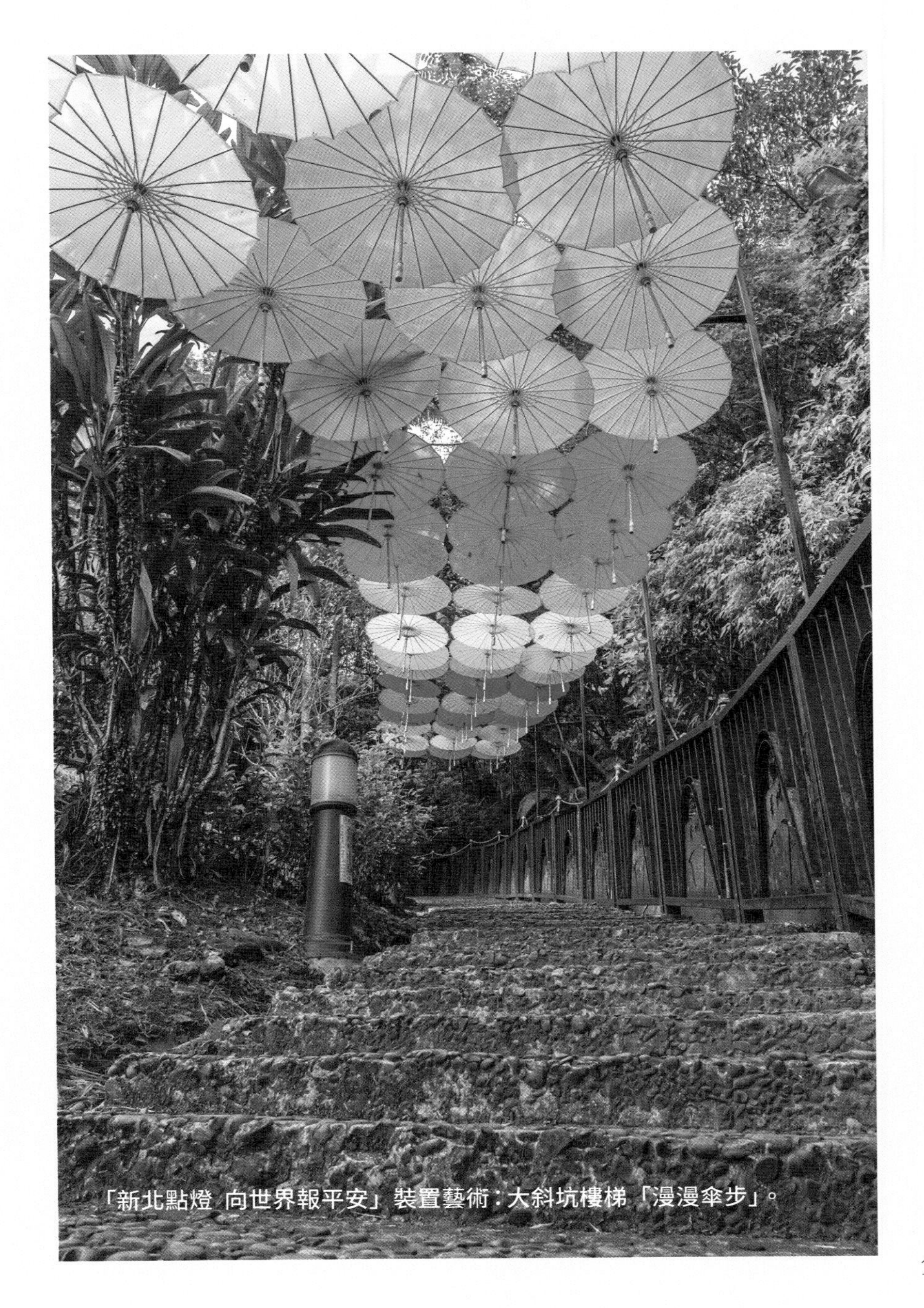

「新北點燈 向世界報平安」裝置藝術：大斜坑樓梯「漫漫傘步」。

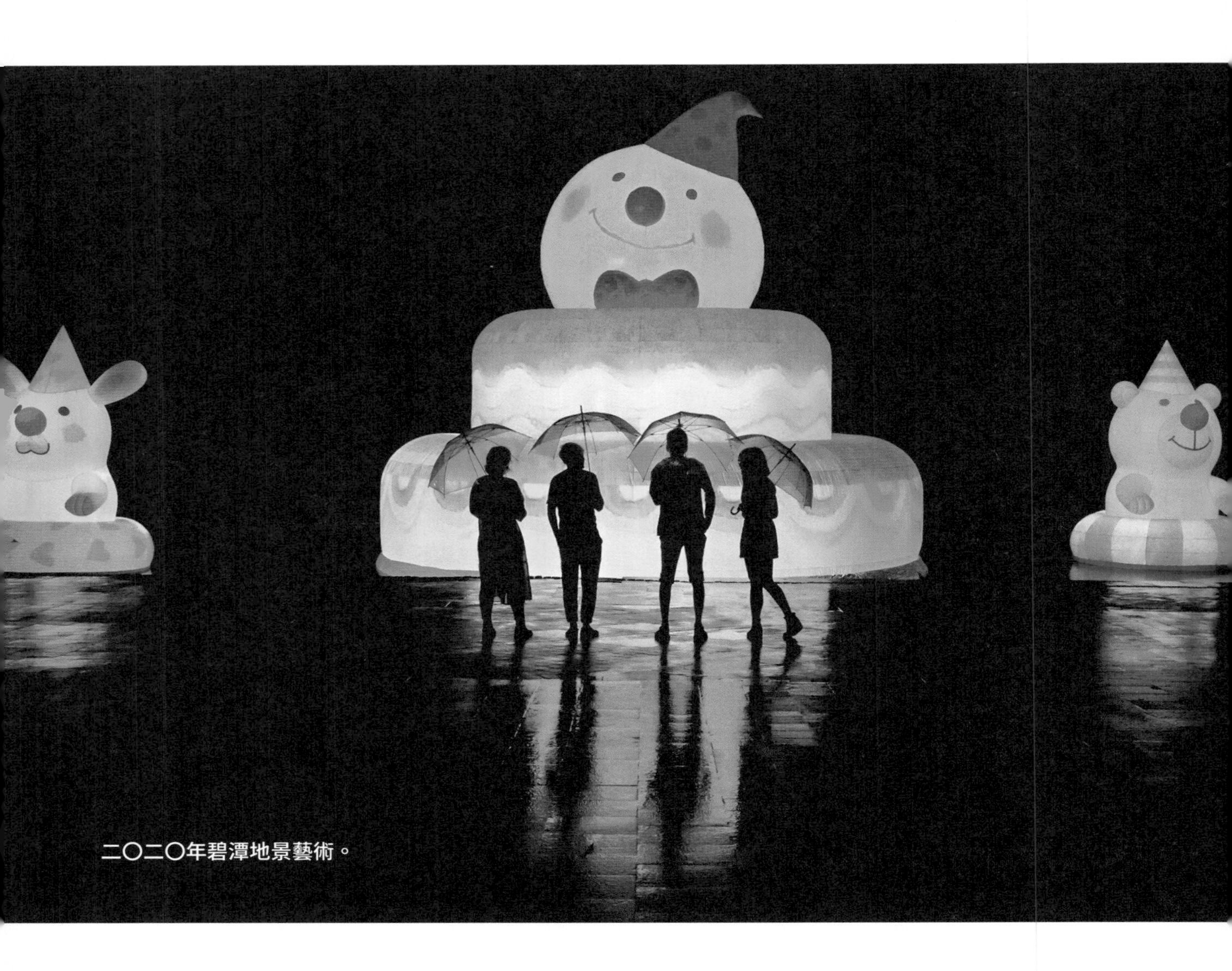

二〇二〇年碧潭地景藝術。

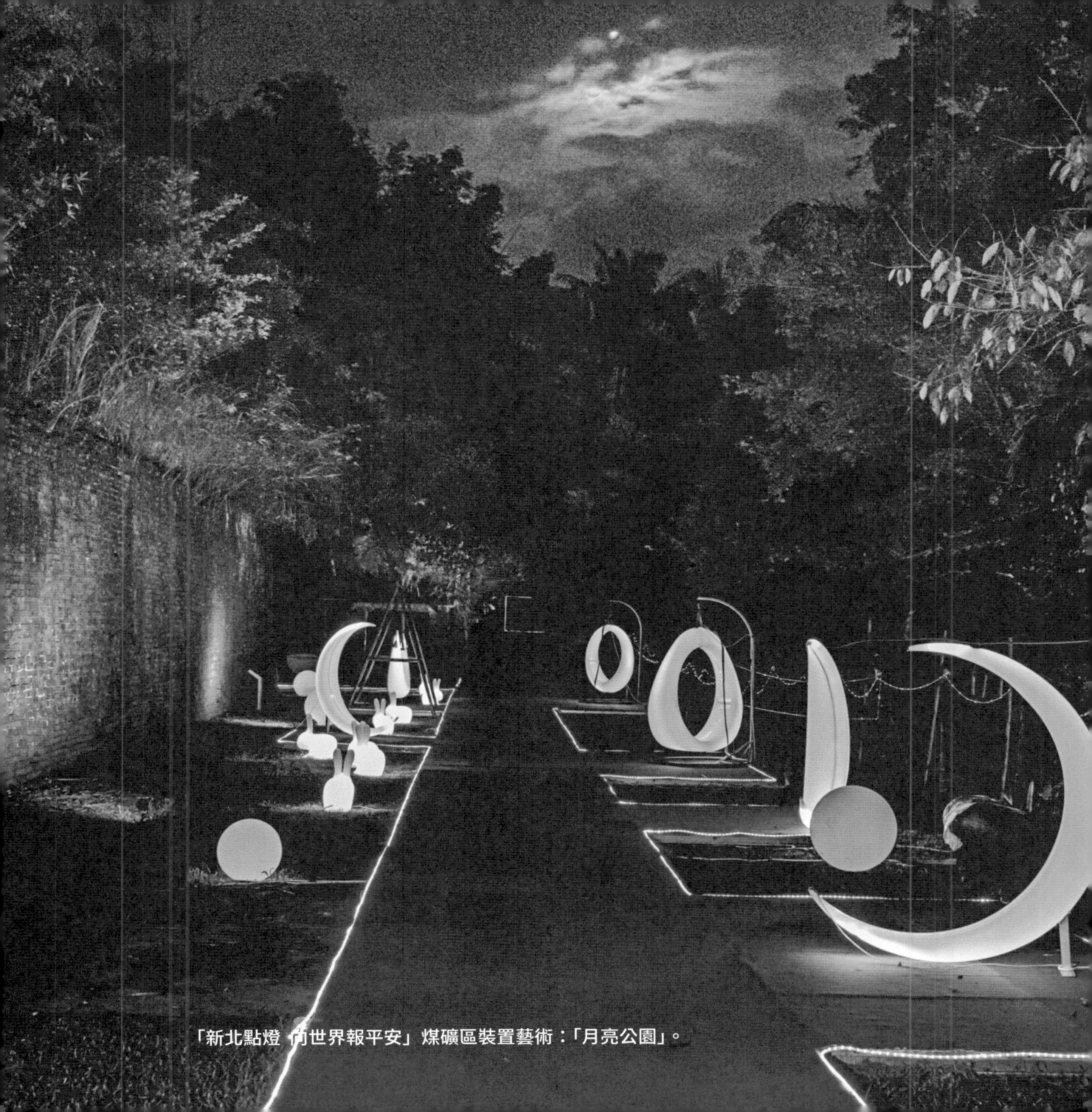

「新北點燈 向世界報平安」煤礦區裝置藝術：「月亮公園」。

防疫英雄

社會局專門委員　黃逢明

“結合各方資源，創造更多贏面”

照片中，穿著白衣制服、臉上戴著醫療口罩的醫護人員，一手拿著漢堡，空出的另一隻手伸出大拇指，比出一個讚。這張照片，幾乎融化黃逢明的心。

為了給第一線辛苦的醫護人員加油打氣，新北市政府二〇二〇年四月發起「挺醫護行動餐車」活動。兩個月，「KM 行動餐車」、「星兒咖啡車」、「貓培你飛雞蛋糕車」，開往新北市十七家醫院，在醫院停車場現做兩百份漢堡、咖啡與雞蛋糕，配上侯市長親自手寫卡片，向醫護人員致意。

「感謝你用天使的皺痕不分晝夜守護臺灣國人的健康」，侯友宜在活動起跑的第一天，便寫下這段文字；餐點內容，則是出自新北市自閉症服務協進會、新北市少年培力園、逆風劇團等組織團員之手，包括：受疫情影響而失業的「逆風劇團」青少年團員、新北市自閉症服務協進會帶領的「星兒群」，以及迷途知返的更生少年。

「每個人都有能力為他人付出，弱勢團體需要的是機會，」新北市社會局專門委員黃逢明說。他是專業社工師，也是社會局對外聯繫的窗口，他強調，「有效又快速媒合社會資源，關鍵在『清楚理解雙方需求』，面對社會的善心捐助，我們必須確實調查真正的需求端在哪裡。」

正是基於這份體悟，這一波的「挺醫護行動餐車」活動才能如此快速成軍並落實執行。甚至，再往前推敲，疫情間的公益活動得以順利進行，則須歸功於社會局在二〇一九年六月成立了「好日子愛心大平台」。黃逢明笑稱，「我們算是無意間『超前部署』了。」舉凡金錢、物資、志工招募，都因為有了這個二〇一九年就建構好的公益平台，得以快速建立供需管道，而且公開透明。

「針對疫情，二〇二〇年一月底，平台特地成立『防疫基金』，」黃逢明表示，十一個月累積下來，收到總額超過新臺幣一億元的捐款及物資，並且招募了兩千六百多位防疫志工，「挺醫護行動餐車」的經費便是來自防疫基金的善款，加上結合社會弱勢團體，共同創造出一場美好的行動。

有了平台與防疫基金的支援，疫情嚴峻時，志工隊幫獨居老人送口罩，等到疫情緩解，則舉辦弱勢兒童參觀觀光工廠活動，黃逢明說：「我們是以民眾最佳利益為出發，希望幫大家一起度過難關。」

「災害不曾遠離，」黃逢明任職公務機關二十餘年，歷經風災、地震、SARS、八仙塵暴……，這是他心中沉重的感慨。不過，黃逢明時刻牢記自己所在的位子、力求扮演好自己的角色，因為「我們希望把社會的善意發揮到最大、運用在最適當的地方。」他深信，如果一件事能結合各方資源，就能創造更多贏面。

NOVEMBER & DECEMBER

2020年11月、12月

守護每個人的希望

二〇一九年的「新北歡樂耶誕城」，新冠肺炎還沒有進入我們的視野之中。

二〇二〇年年末，面對秋冬疫情可能再起的壓力，各單位究竟該不該舉辦動輒上萬人的大型活動？對於縣市首長而言，是一大挑戰。

新北市政府決定在戴起口罩、切實遵守「防疫三階段 SOP：事先宣導，事中做好整體應變計畫，事後一定檢討」的前提下，擴大舉辦已邁入第十年的「新北歡樂耶誕城」活動，由二〇二〇年十一月十三日至二〇二一年一月三日。

侯市長提前許下他的耶誕心願和新年新希望：感謝全國每一位防疫英雄，希望疫情能夠趕快過去，大家能夠平安度過冬季，也能夠在新的一年更平安、更快樂。

每一個輕鬆笑容的背後，是新北市政府紅背心團隊絲毫不鬆懈的抗疫決心。

征途，還在繼續。

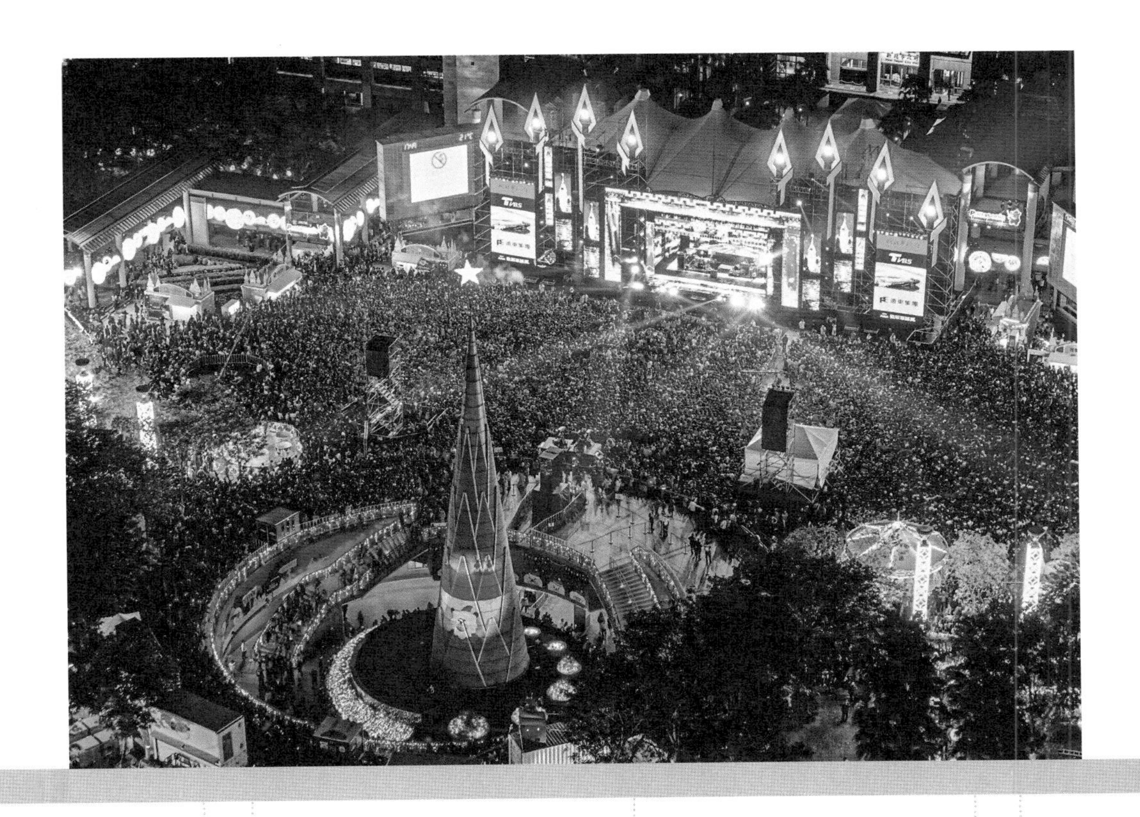

本月大事

11/12
國父誕辰紀念日

11/15
淡海輕軌藍海線第一期正式通車

11/26
西洋感恩節

12/21
冬至

12/25
行憲紀念日、西洋耶誕節

最壞的打算、最好的準備

解封以來，新北市舉辦過許多場大型活動，都沒有傳出疫情。那是因為我們的侯市長要求，每一場活動都採用相同的「防疫三階段 SOP」：事先宣導，事中做好整體應變計畫，事後一定檢討。

每次檢討彙整的經驗，都成為下一次活動的養分。好的做法繼續提升，不足的地方改進，因此累積出厚實的防疫經驗。

二〇二〇年十月底，侯市長宣布，二〇一九年創下六百一十八萬人次參與紀錄的新北歡樂耶誕城照常舉辦。

這個決定，引起了不同的聲音。

侯市長不是不明白此時舉辦大型活動的風險。權衡之下，他毅然做出照常舉辦的決策。

新北歡樂耶誕城是亞洲第一，也是全臺第一重要的耶誕景點，考量到二〇二〇年受疫情影響，許多孩子無法出國，新北市政府不但要

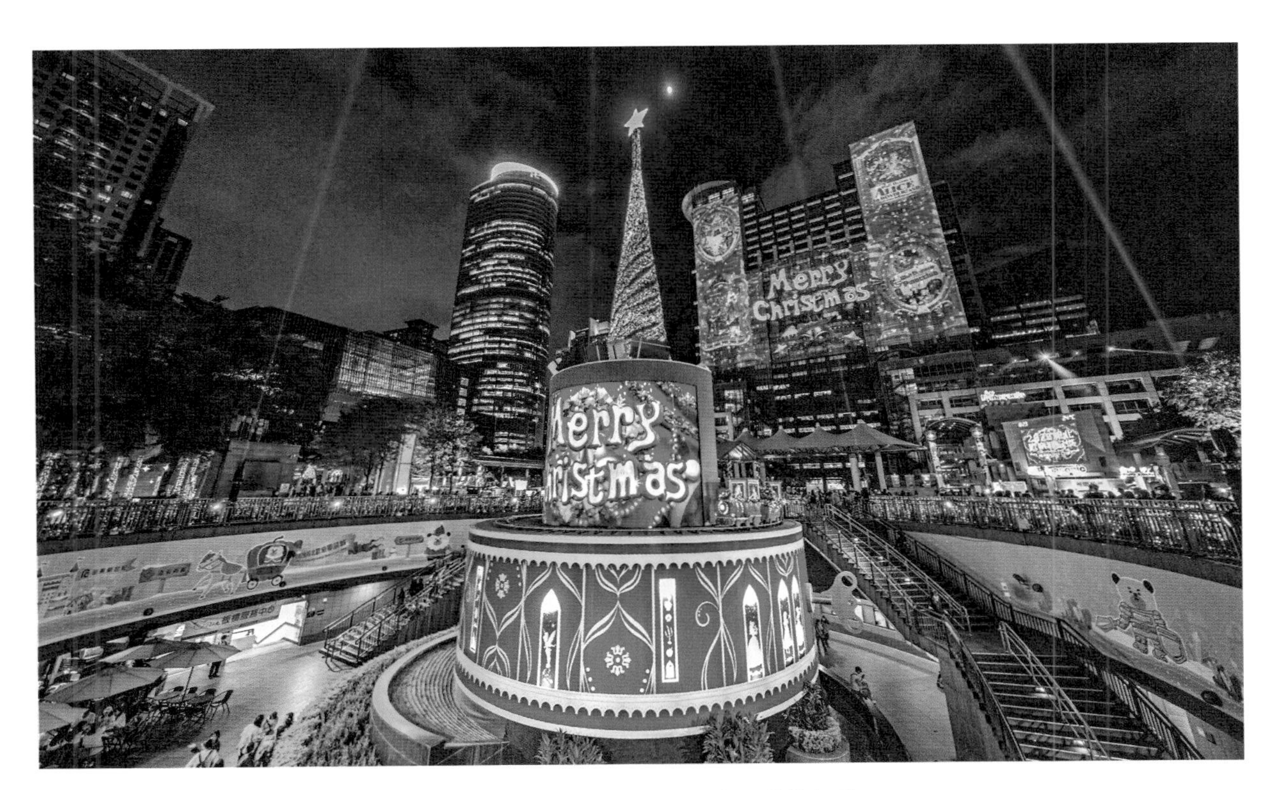

「二〇二〇新北歡樂耶誕城」照常舉辦，並創下十年來最大展出面積的紀錄。

辦，還用心把它辦得跟往年不一樣，創造出有四大特色的歡樂耶誕城，吸引更多人潮。

二〇二〇年新北歡樂耶誕城邁入第十年，特色是以迪士尼經典童話故事為主軸，萬坪公園有六大迪士尼公主燈區，現場還有迪士尼公主快閃店，販賣迪士尼公主娃娃、化妝包、萬用包、生活用品、卡夾、文具等周邊商品，讓「公主迷」們一次買個夠。

三百六十度環繞的燈光秀，創造三萬平方公尺的環繞面積，是歷年來最廣的；而站前夢幻莊園、府中美學藝術特區等，共打造四十八座裝置藝術，則創下十年來最大展出面積的紀錄。

新北市觀光旅遊局說，每年歲末最讓人期待的「新北歡樂耶誕城」，有長達六分鐘的投影光雕秀。二〇二〇年十一月十三日開城後，每天傍晚五點半到晚上十點，每半點及整點都會表演一次。

享受歡樂氣氛的同時，新北市政府也針對疫情做了最壞的打算、最好的準備。在無法保持社交距離的狀況下，侯市長呼籲民眾參與耶誕城活動務必要戴上口罩、勤洗手，配合工作人員指引，把防疫做到位。

此外，新北市政府會做好相關

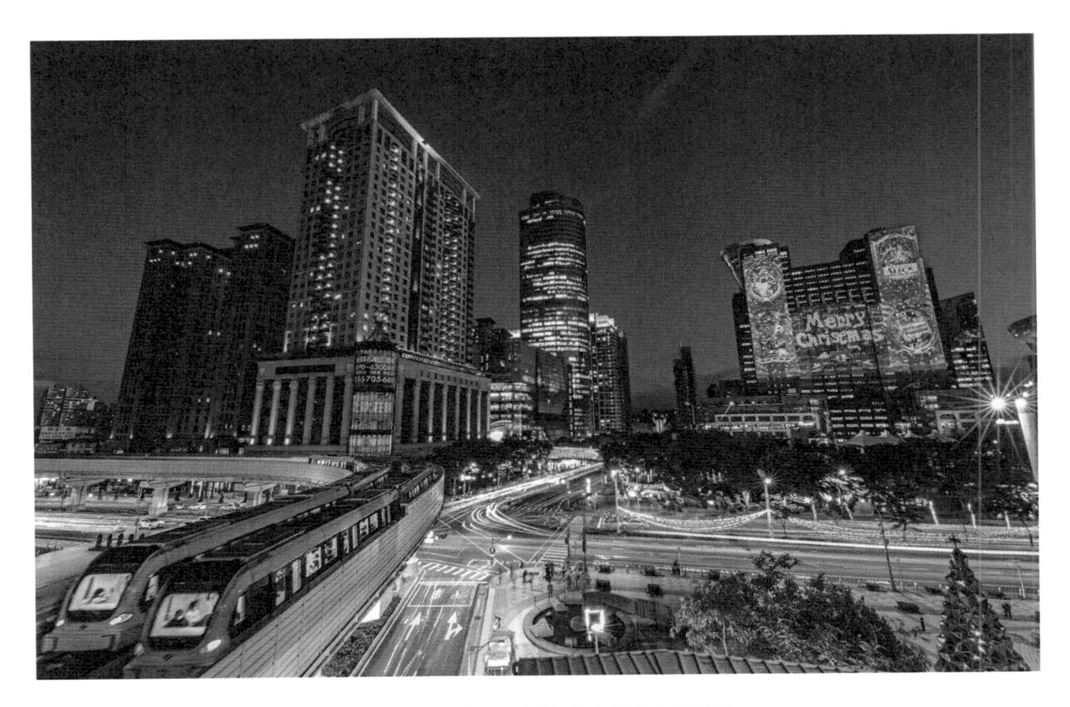

新北歡樂耶誕城已連續舉辦十年，成為新北市的代表性節慶活動。

防疫措施，隨時掌握中央的疫情資訊，對新北市疫情做好準備及判斷，不以個案數做為是否停辦的依據；如疫情嚴峻，有社區感染疑慮，則馬上宣布停辦。

> “每一場活動，
> 都採用「防疫三階段SOP」：
> 事先宣導，
> 事中做好整體應變計畫，
> 事後一定檢討。”

感謝新北市志工協助防疫

防疫的成果，靠的是社會上每一個人的努力。

為了感謝新北市志工團隊共同守護的心，我們的市長侯友宜在二〇二〇年十一月十四日舉辦的新北市國際志工日慶祝活動，到場與志工共舞，感謝志工們在防疫期間的各項付出。

不論是防疫物資的發放、急難紓困的申請，以及居家檢疫的相關服務，市府投入將近七萬人一起完善防疫，約有三十萬人受惠。

新北市志工隊目前有一千三百二十八隊、十三萬六千人，為全國之冠。侯市長也期許，新北志工能在二〇三〇年突破十六萬人。感謝志工與市府站在一起，共同守護市民的健康。

面對看不到盡頭的疫情，侯市長的紅背心團隊，已做好全力備戰的準備。

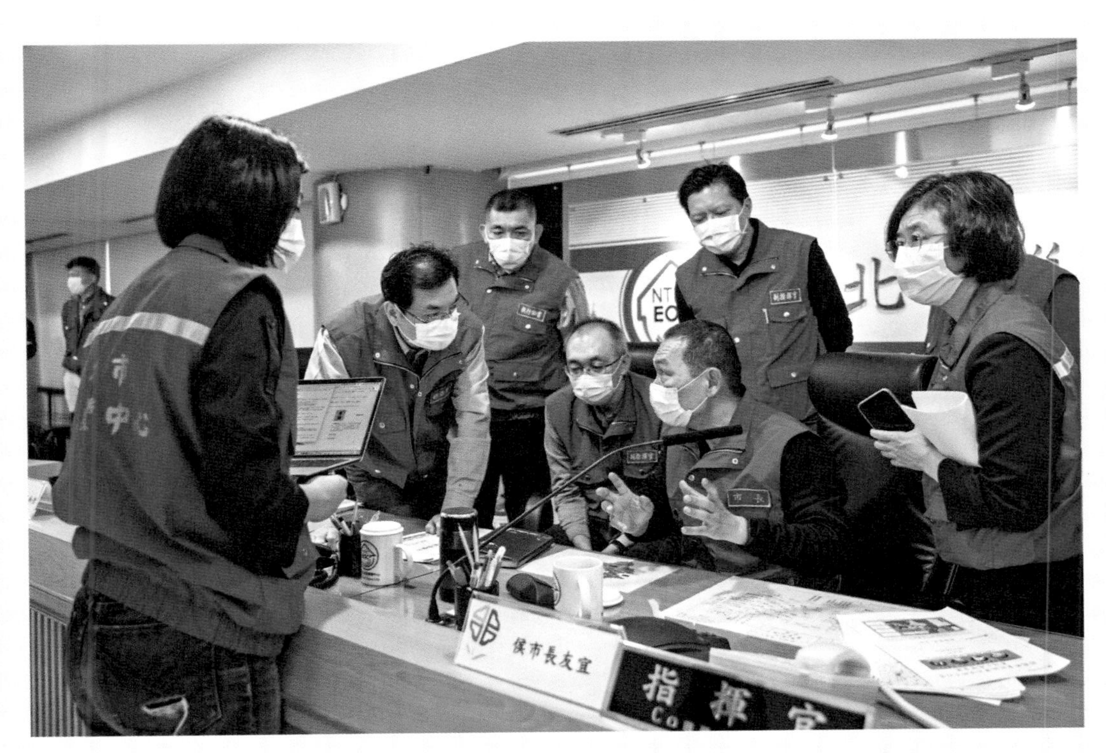

征途再起，新北市政府已做好迎戰的準備（左起：新聞局局長蔣志薇、副市長劉和然、消防局局長黃德清、副市長謝政達、市長侯友宜、後排立者為副祕書長朱惕之，以及衛生局局長陳潤秋）。

防疫英雄

板橋區民政科里幹事　胡品榛

“幸福就是，沒有人轉為確診”

接下「內政部一〇九年防疫有功」獎狀，板橋區民政科里幹事胡品榛心裡有著欣慰與感謝，唯獨缺少的就是全然放鬆的勇氣。整整一年多，新冠肺炎疫情改變了整個世界，也改變了她的生命體驗。

「我以為公家單位的工作很安穩，」胡品榛自認體力不佳、無法承受日夜顛倒的工作，當年便是因此從護理專業轉行進入公務系統，沒想到因為一場疫情，讓她領略到，「人生很奇妙，愈想逃避的事情，最後還是逃不掉。」

她沒想到，自己的四個轄區，累積居家檢疫追蹤聯繫服務工作的個案最多；更沒想到，這份工作讓她幾乎每天飽受居家檢疫者的謾罵與抱怨。

「我要上網投訴妳！」居家檢疫者多次失聯，只好通知警察前往，但敲門許久都沒人理，好不容易有人來開門，卻一開口便是聲聲威脅。

「你要讓我找得到人，」胡品榛委婉說明。

「找不到我，那是妳沒本事，」檢疫者出言對槓。

面對不合理的說法，胡品榛氣過、

委屈過，最後卻還是忍了下來，因為完成防疫工作才是最重要的，而她也因此學會換位思考：「疫情暴發後，不少民眾陸續回到臺灣，大家對防疫觀念的落差很大，很多事情他們覺得為什麼要這樣大驚小怪，但對市府來說，防疫即作戰。」

即使不被諒解，工作仍然得做。每天，胡品棒就抱著「今天又要被罵了」的心情，打著一通通追蹤電話。

有人接到電話後，凶巴巴地回：「妳不用再打了，我不要妳管。」

胡品棒耐著性子，告訴對方這是政府的規定，對方卻依舊強硬：「妳再打來我也不接！」

甚至，一對夏威夷回來的美籍夫妻，太太是臺灣人，某天忽然發飆：「我好得很，要妳管！我們夏威夷，還比你們臺灣好。」

沒想到，在居家檢疫快期滿時，太太在電話裡對胡品棒說：「妳有沒有時間過來一下，我有從夏威夷帶回來的巧克力要送妳。」驚人的轉折，讓胡品棒受寵若驚。

這對夫妻不是唯一態度反轉的。有檢疫者出關後，請胡品棒過去，送她土耳其咖啡；有人直接帶著櫻桃到區公所，堅持要送給她……，胡品棒的辛苦付出，其實大家都看在眼裡。

這些善意讓胡品棒明白，「疫情剝奪了原本大家不注意的行動自由，一入境就被限制行動十四天，任誰都會心情不好；等到檢疫期快滿，氣自然慢慢就消了。」疫情，讓人學會改變思維。

看著世界上發生那麼多因為染疫造成天人永隔，連最後一面都見不上的遺憾，家人健在就是最大的福分。撫慰她身心的，是得來不易的「幸福」—— 負責那麼多居家檢疫個案，沒有出現任何一例轉確診。

對胡品棒來說，這場疫情像是一種修行，幸福是滴水不漏、大家一起守護的結果。

征途再起

新冠肺炎疫情仍蠢蠢欲動。

依循一年來蓄積的防疫經驗，

新北市政府團隊已備好防疫各項工作，

秉持「超前部署」的精神，

再度穿上紅背心，

穿梭在人潮戰場，

守護你我的家。

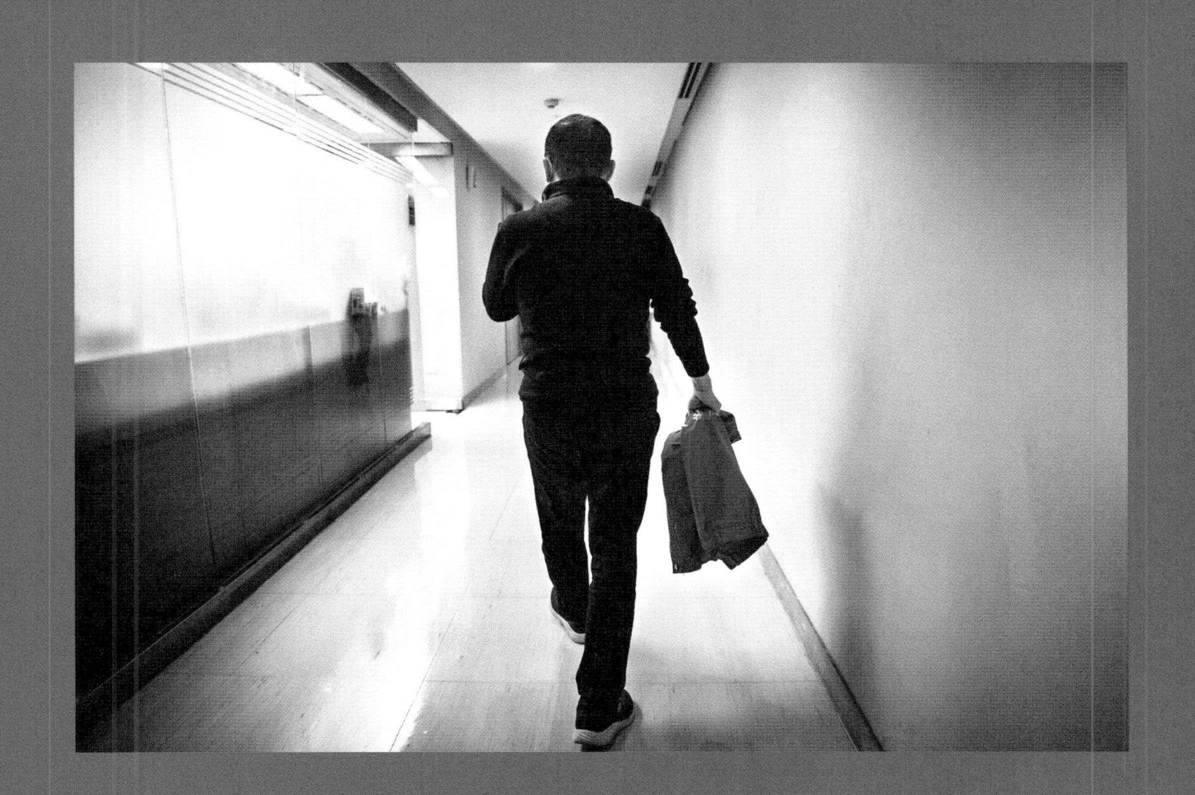

侯 Sir 出任務

有問就答

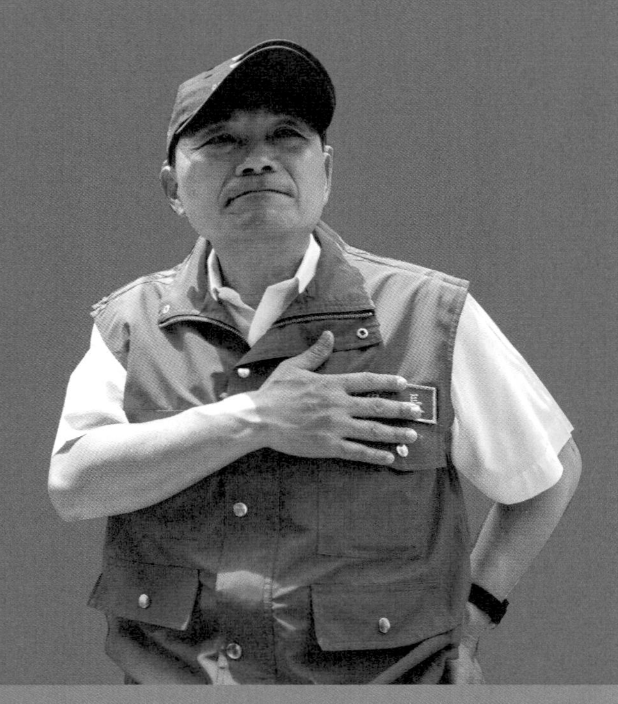

Q：市長穿上紅背心，會像超人換裝、穿上披風後，就擁有一股特殊力量嗎？

穿上披風，變身超人，擁有特異功能，當個超級英雄拯救世界，可能是每個小男孩都有的正義感和抱負。

我穿上紅背心之後，當然不會像超人一樣真的有特異功能。但那份正義和使命感，會像大力水手吃菠菜一樣，為自己注入滿滿的能量，心中滿腔的熱血，會驅使我積極去面對各項災害的挑戰。

「新北市災害應變中心」這件紅背心，就是這一份使命和責任。

因為市府團隊的努力，化解受災民眾的危難，「新北市災害應變中心」這件紅背心的出現，也給了災區民眾安心與希望，它不但是一份使命感，更是我當市長的責任。

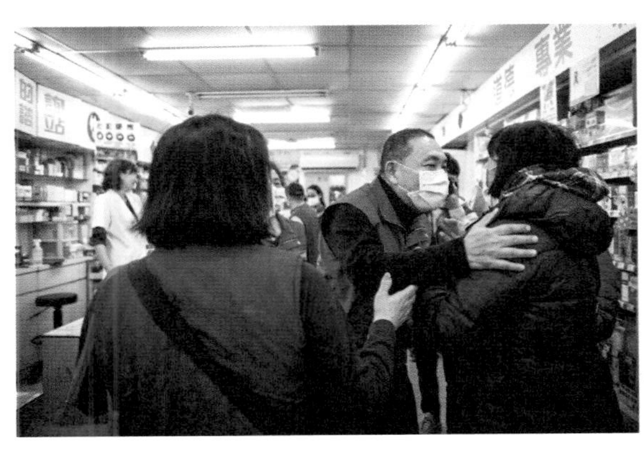

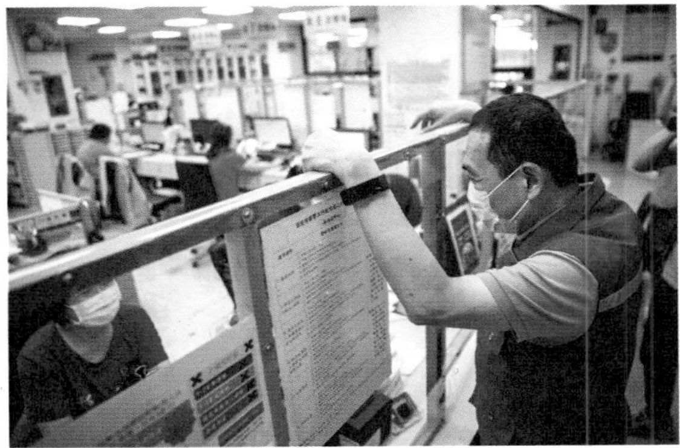

Q：市長出國也會帶著紅背心嗎？

無論何時何地，就算在國外考察期間，我都會帶著這件紅背心，面對無預警的災害，做好準備應戰。

有時候跑了一整天行程，回到辦公室身體已經疲憊不堪，甚至半夜都可能接到同仁通報有災害發生，但我只要一穿上這件紅背心，責任上身絕對就是精神抖擻，全力應戰。

「防患於未然」是我們的自我要求，很多時候災害發生是無預警的，但我絕對把自己準備好，無論何時何地永遠做好作戰準備，這樣才能帶領同仁共同去迎戰。

• 於必要時採取更嚴格的管制措施，並制定重新封閉公有場地及活動之時機
• 每週由副祕書長定期召開2次檢討評估會議，邀集主要場館權責局處副首長以上層級與會，滾動式檢討並適時修正本計畫防疫策略，以及時解決問題

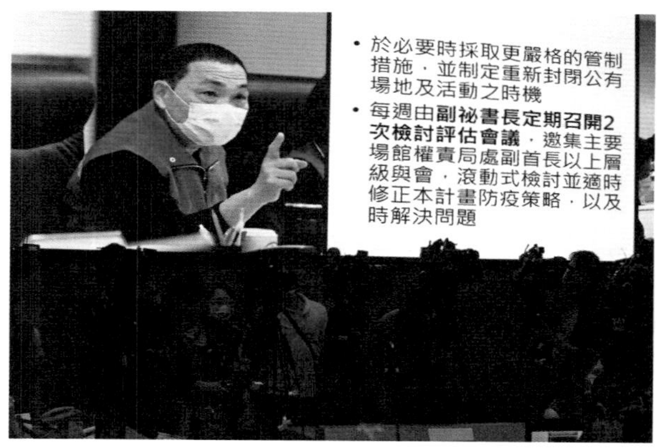

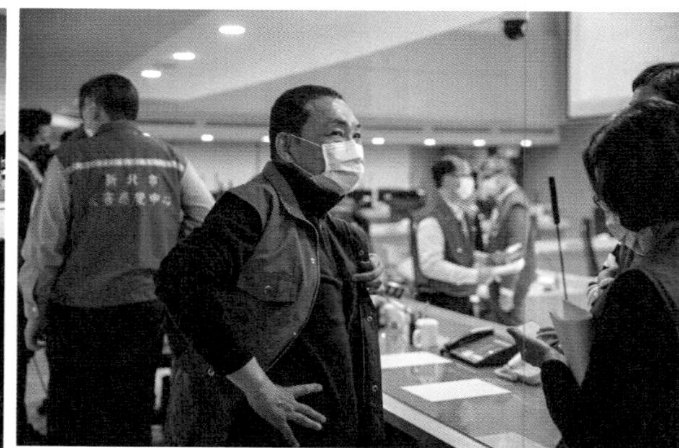

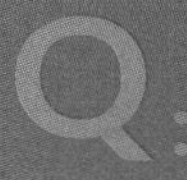

Q：這件紅背心有許多口袋，請問市長會在口袋裡放哪些必要物品？

我的口袋裡，除了幕僚提供的資料之外，只會帶一支智慧手機，因為新北市有「智能防災 All in One」整合智能科技平台，可以立即掌握災害情資，讓各級指揮官的指揮更全面。

Q：除了「市長」，您穿著紅背心時還會有其他身分嗎？

先談談新北市災害防救體系。整個災害防救體制運作，分為平時與災時。平時召開災害防救會報，市長就是法定召集人，副市長擔任副召集人，其下由消防局主導的災害防救辦公室擔任幕僚。

災時，市長就是新北市災害應變中心指揮官。

像這次的新冠肺炎新北市災害應變中心開設來說，就是由我擔任指揮官，我一定會親自主持定期召開的「因應嚴重特殊傳染性肺炎疫情應變會議」。各局處成立任務編組內部緊急應變小組，由各局處首長擔任組長，新北市二十九個區公所同步成立區級災害應變中心，則由各區長擔任區級指揮官。

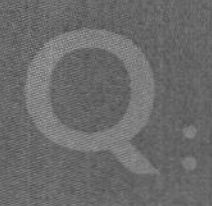

我們看到新北市政府許多局處首長也跟市長一樣，經常穿著紅背心在公務現場穿梭。這是規定嗎？

市政府並沒有硬性規定。大概是因為團隊氛氛，所以也變成各局處長的一個習慣了。

行動治理一向是我擔任市長以來，十分重要的推動理念，面對災害更是如此，所以我要求無論災害規模，區公所一定要到現場處置應變，現場成立前進指揮所，區長都要到場指揮應變。如果規模較大，需要更多單位支援，市級災害應變中心就要主動積極介入，派員到現場架設市級前進指揮所，運用市府各局處的資源，整合各單位的能量，秉持「快」、「過」、「細」三大危機處理原則——快就是快速應變，過就是超前部署，細就是思維細膩。

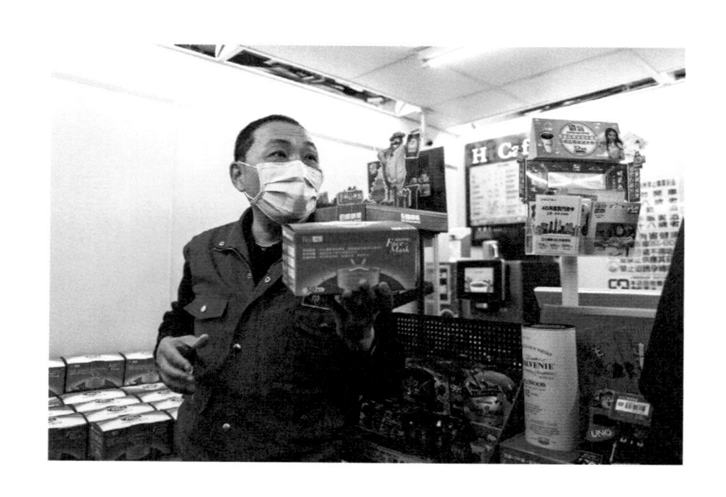

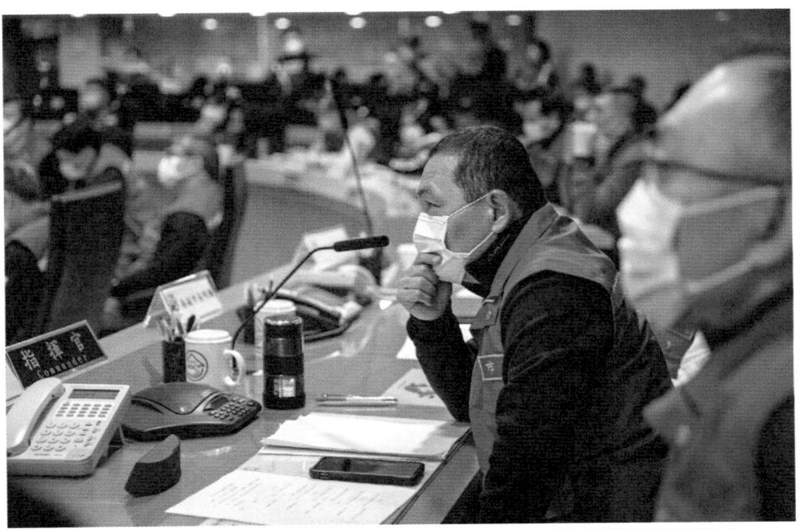
指揮官
Commander

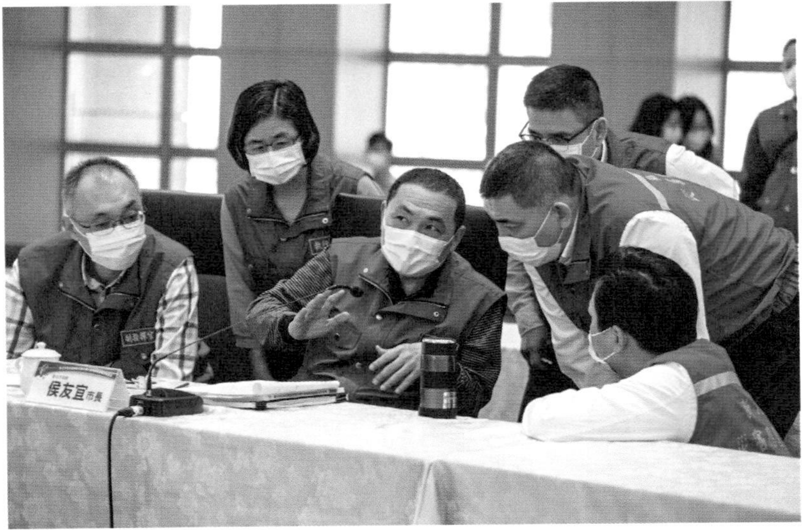
侯友宜市長

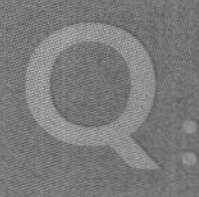

紅背心團隊努力幫大家防疫，市政府自己有哪些鮮為人知的防疫措施？

為了維持市政服務不中斷，我們不但超前部署市政府第二指揮中心遠端辦公軟體及雲端會議室，也做好資訊設備整備，提供府本部副祕書長以上主管（含一級機關首長及區長）筆記型電腦，以因應疫情行動治理。另為因應疫情發展需要，備妥一千部桌上型電腦，以做為機關調配遠端、分散辦公使用。

而每天的民生大事——吃飯，我們也率六都之先，員工餐廳在二〇二〇年三月九日就不開放內用，僅供外帶。排隊間距，也依室內社交距離，規定至少一點五公尺。

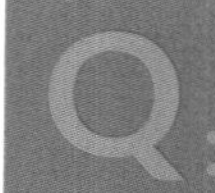

請問市長穿紅背心時，是先穿左手，還是先穿右手？

嗯，讓我想一想……，下次我當場穿給你看，就知道答案了。

Q：運動是市長生活中很重要的一環。抗疫期間，市長的運動習慣有什麼改變嗎？

防疫期間很難抽出完整的運動時段，所以市政府大樓就變成離我最近也最便利的運動場所。下班時間若有一點空，就沿著市政府大樓的迴廊走個一、兩圈，一樣可以達到運動的目的。

Q：市長超前部署，第一個實施的演練是校園防疫演練。為什麼市長這麼重視下一代的安全？

開學防疫，是全臺最重要的「寒假作業」，一定要安全過關。讓孩子在健康的環境下學習，是最重要的事情。

守護下一代，本來就是每一位家長最大的心願。

我是新北市的大家長，這當然也是我的心願。

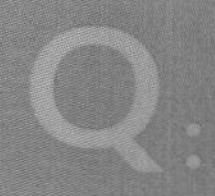

新北市率先全國第一個推出居家檢疫關懷包。如果有機會再增加關懷包的品項，市長最想增加什麼？

書。防疫期間宅在家，追劇的同時，也可以多讀書。保護身體健康，也要注重心靈防疫。

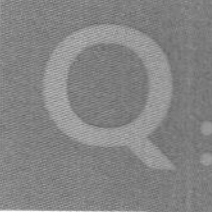

為了超前部署，市府團隊人人繃緊神經，體力負荷相當大。請問市長在疫情最緊張時是如何維持體力？

早餐很重要，是一天活力的來源。我都吃一顆白煮蛋，因為白煮蛋最營養。

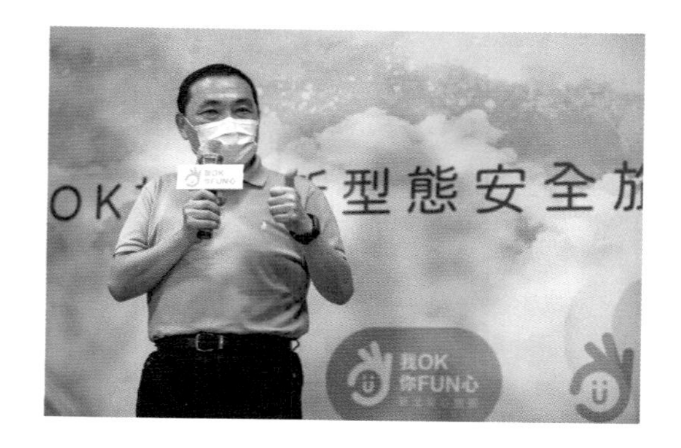

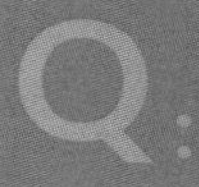

防疫期間，需要做出許多決策。哪些書曾經帶給市長鼓舞與啟發？

二〇一九年三月，我讀到一本印象深刻的書，《這一生，你想留下什麼？史丹佛的 10 堂領導課》，書裡面有一段話讓我非常感動：「我們不要問，在人生當中貢獻多少事，我們要問自己，我們幫助了多少人。」

這本書探討了人生中許多重要的課題，對領導者而言也是相當實用的管理指南，可讓我深度思考如何精進團隊施政。

例如，書中提到，「領導人的工作不是指使別人做事，而是致力幫助他們做得更好。」在疫情期間，我特別以書中的這句話，勉勵市府各級主管，以這樣的精神協助所屬團隊，尤其是第一線同仁，面對許多民眾急切的心情，又有許多狀況要處理，身負領導責任的幹部，一定要在各方面協助團隊解決問題，讓民眾安心。

若問我「這一生，你想留下什麼？」我最看重的並不是一時的職位，而是一生的定位——別人如何看待你的價值。對我來說，這個價值就是多多幫助別人。

無論是當市長，或是之前當刑警，只要解決了一個市政問題、幫助到一位犯罪受害人，讓人感受到溫度，其實就足夠了。

Q：疫情初期，市長就建議中央防疫指揮中心一級開設、口罩實名制、限制高中職以下師生出國，以及頒布緊急命令等，當時引起一些質疑；市長是用什麼樣的心態去面對呢？

決斷需要勇氣，因為沒有人能夠精準預測未來。做出決斷之前，我和團隊就各種可能性進行蒐集資料與縝密的思考。

決定之後，就是承擔。

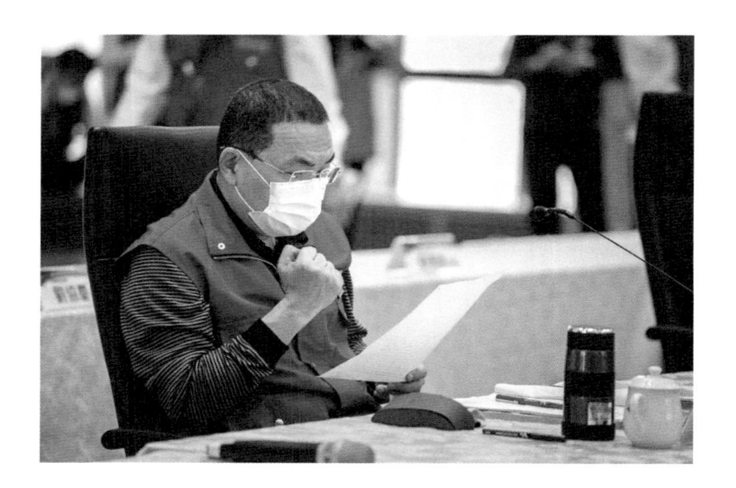

Q：疫情變化有時來得很快，市長如何在短時間內化危機為轉機，甚至利基？

市府團隊每天面對的挑戰，都是不一樣的危機，要在各種場景中設想各種可能的情境，快速做出顧及各面向的作戰決策，靠的是長期在基層的歷練。

從警界轉換跑道到政界，算起來我的公務員經歷將近四十年；把眼前該做的事做好，是我近四十年來不變的做事原則。自擔任近八年的新北市副市長至今，我與市府團隊培養了無間的默契，我清楚市政運作機制，他們也了解我的決心，從這次的防疫就能看到整個團隊高效率的行動力。

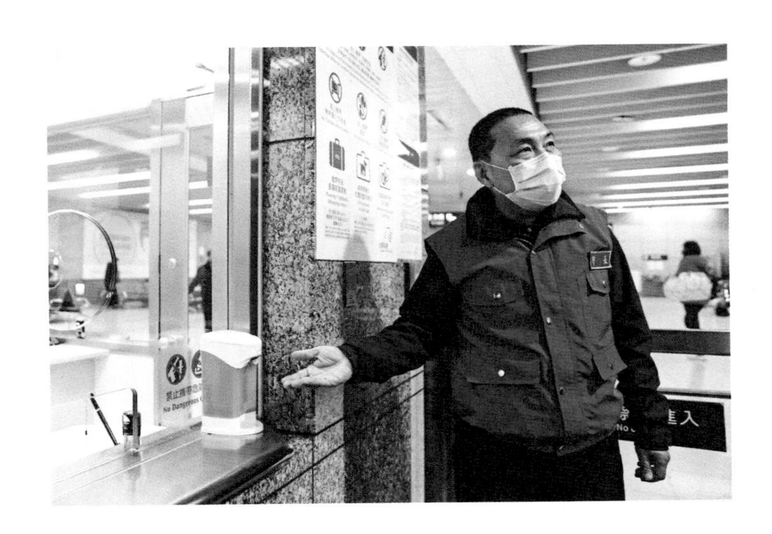

Q：市長如何掌握疫情最新變化，做出快速而周全的決策，帶領龐大的市府團隊有計畫、有決心地執行各項防疫作為？

紅背心團隊固定在每個星期三召開「因應嚴重特殊傳染性肺炎疫情應變會議」，必要時，還會在星期五加開，以超前部署、做好準備的態度，面對疫情緊繃下的每一刻。

此外，每個上班日的一大早，我會與扮演智庫角色的核心幕僚小組進行「應變閉門會議」，針對疫情變化進行廣泛且深入的討論，以此揭開一天的序幕。

小組內有幾位固定的成員，每天隨著不同的議題，有相應的紅背心團隊出席，隨時上緊發條，唯一的目標只有一個：不讓疫情出現破口。

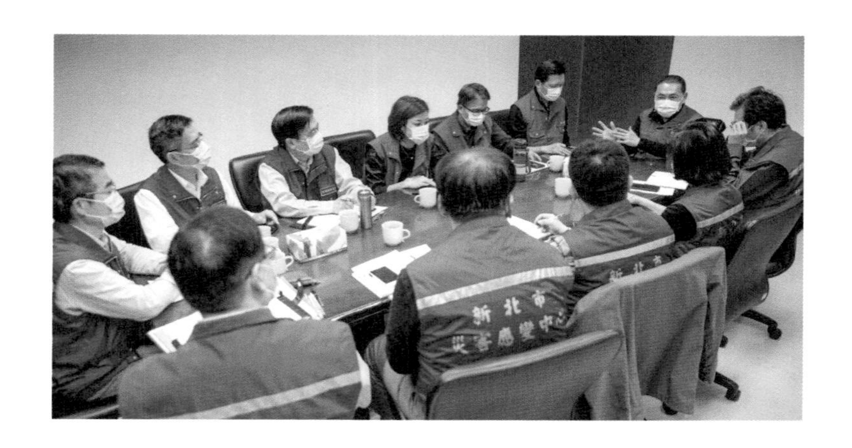

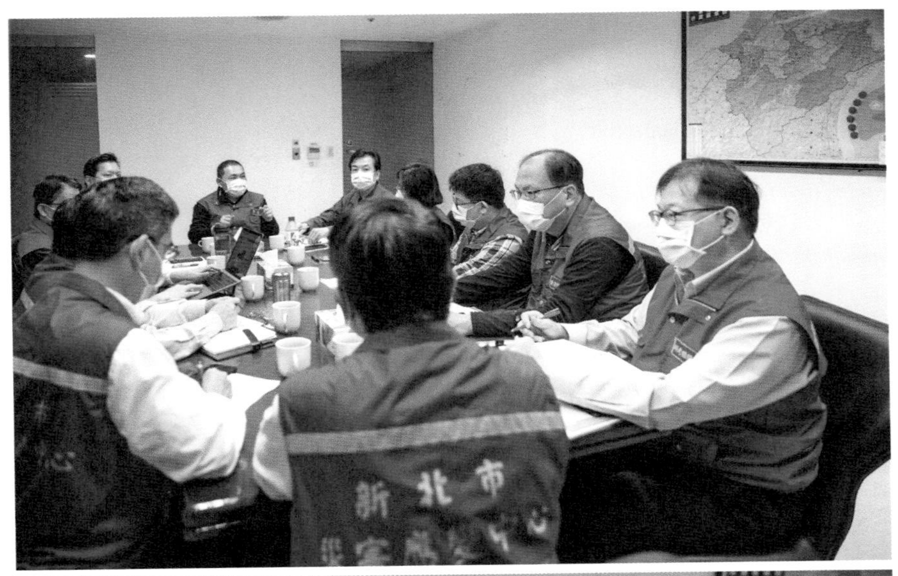
新北市

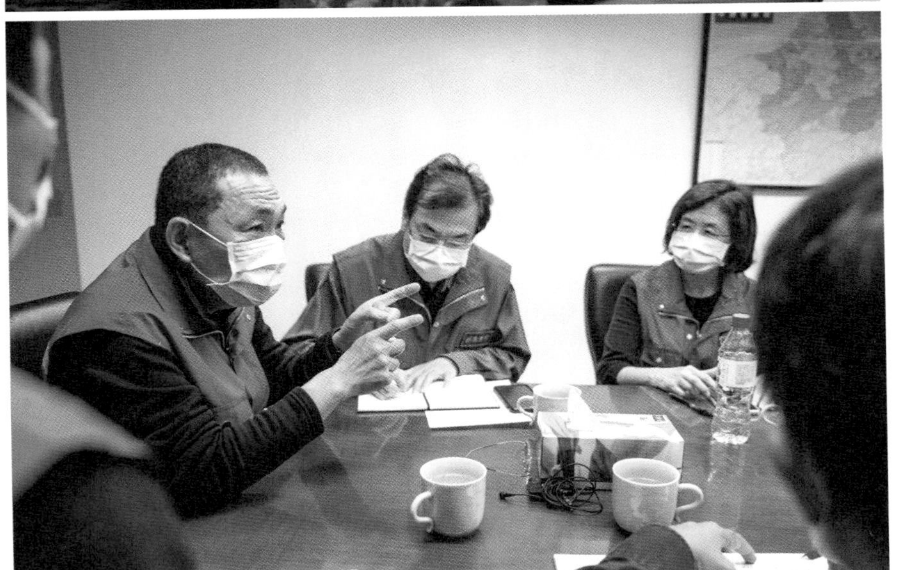

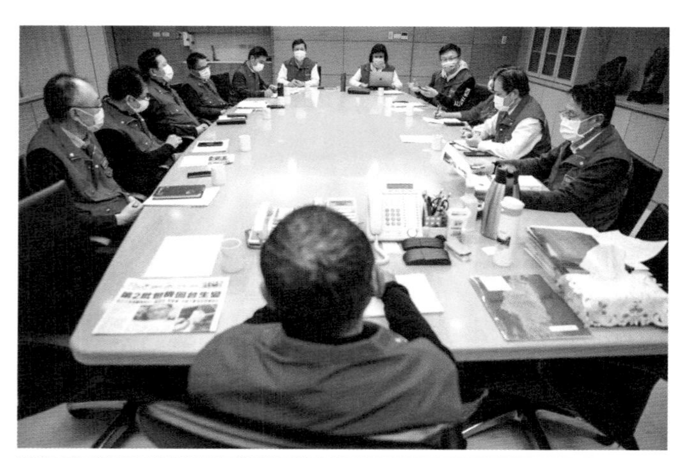

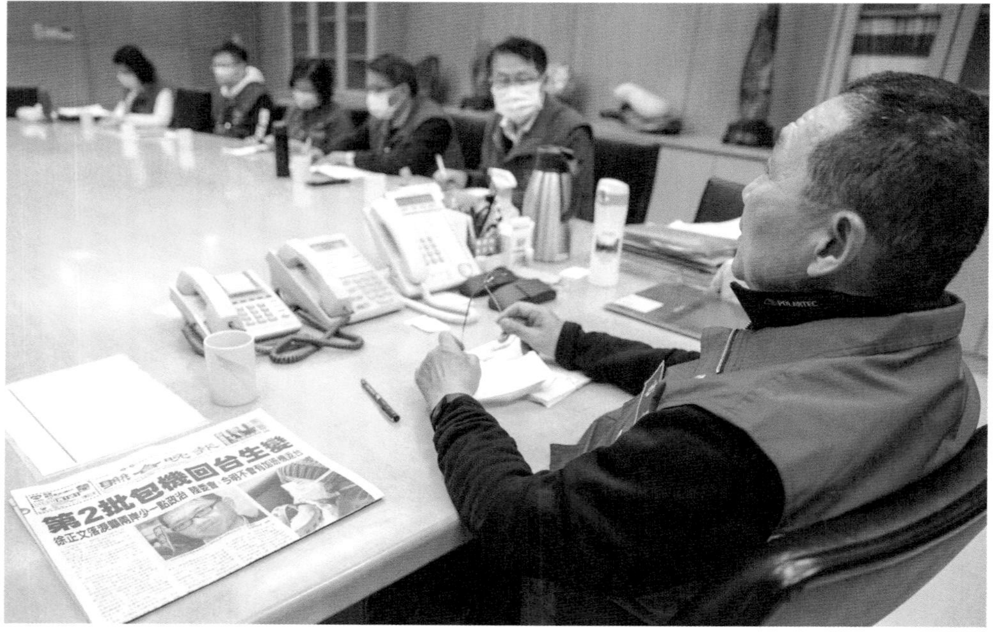
第2批包機回台生變
POLARTEC

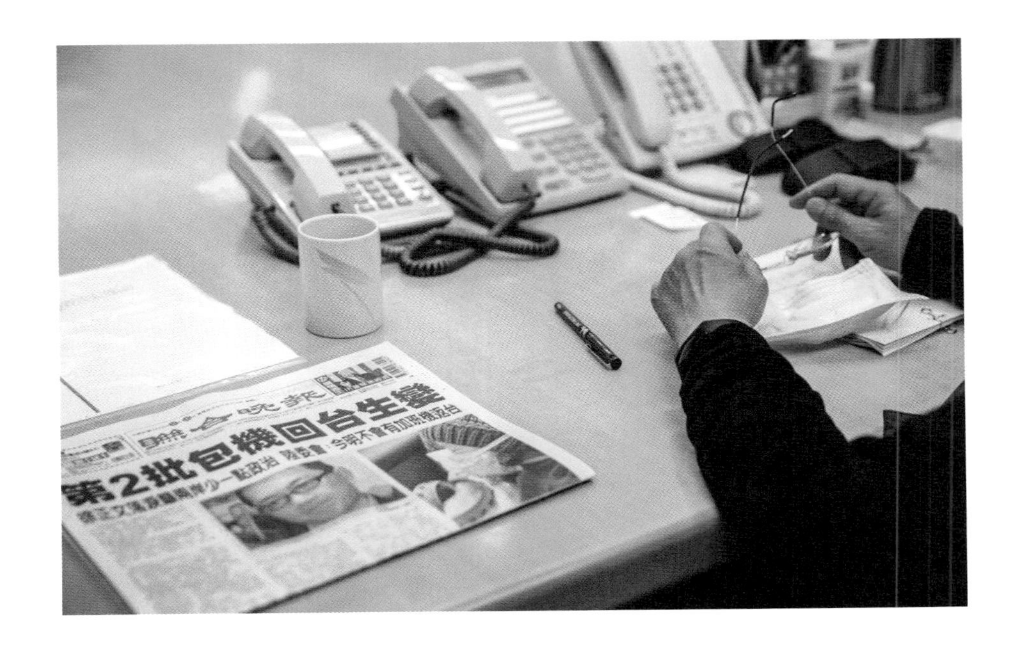

以二〇二〇年二月某日的閉門應變會議為例，針對臺商包機返臺的議題，我要求團隊隨時注意情況，只要一接到中央指示，所有的應變措施都要啟動。為此，各個層面都要超前部署，做好準備，包括事先安排好防疫旅館及集中檢疫所，並且備好充足的防疫物資；而臺商子女的就學需求，則提供線上教學的資源，即使在檢疫期間，也能夠不中斷學習。

我要求團隊，要全力提供服務，支持需要居家檢疫、居家隔離的民眾。臺商好不容易歸國，家是最溫暖的。

Q：大家都想知道，市長為何能夠做到超前部署？

「做好準備、做最壞的打算」，是我當刑警時就養成的習慣。

從二十幾歲開始站上第一線抓要犯，我很清楚，每一次出勤，如果沒有事先做好沙盤推演，一旦披掛上陣，子彈是不長眼睛的，只要想得不夠細，就是一條人命不見。所以我常告訴同仁，我的要求比較細，所有的演練跟準備都要更細膩精確，臨場才知如何反應。每一次出勤，我總是衝在最前面，因為我知道那是民眾對破案的深切盼望，所以我更要勇往直前，以回應民眾對我們的期待。

我一直提醒市府團隊，面對詭譎的病毒，超前部署規劃就是希望做好準備、做最壞的打算，當緊急情況來臨時，可以立即施行，但最好備而不用。市民看到我們展現的決心，就能更安心，與政府共同對抗病毒。

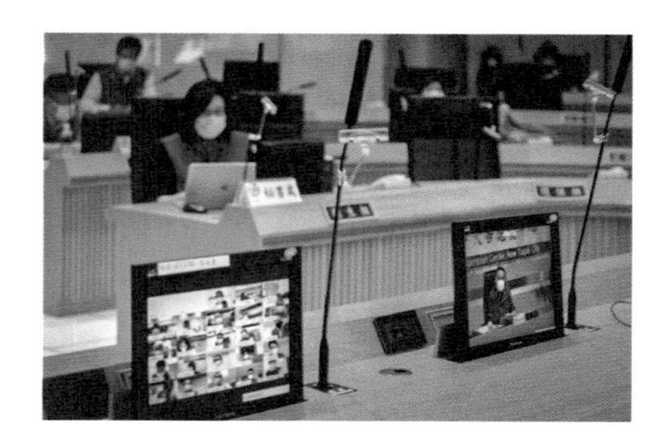

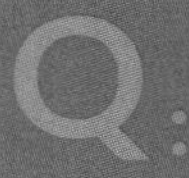

新冠肺炎疫情還看不到盡頭，市長如何看待防疫的下一步？

對市府團隊而言，每一個下一秒，都是抗疫的下一步。

回顧這趟從二〇二〇年開始的征途，我們的抗疫節奏既配合中央，又超前部署，不少縣市來跟我們交流，還有許多國際友好夥伴寫信來求助醫療物資，我們的防疫成果，成為幫助別人的利器，這是讓整個市府團隊感到很驕傲的。

從二〇二〇年一月提倡大家戴口罩、盤點防疫物資能量，二月率先提倡口罩實名制並成立居家檢疫關懷中心、舉辦校園防疫演練提高校園守備能力，三月舉辦亞洲首場新冠肺炎社區感染大規模防疫演習、宣布公有封閉型場館全面封閉，四月舉辦擴大管制封城兵棋推演，五月推出「人潮儀表板」、苦民所苦的「擴大急難紓困專用章」，六月配合中央解禁，開始多項振興經濟措施，並隨著宅經濟的興起，協助產業和商家進化到下一個商機時代，同時也為市民的食衣住行等各方面，打造後疫情時代的新生活模式。

的確，這場仗還沒有打完，我相信將近一年來我們做好的各項準備，以及絲毫不鬆懈的嚴謹態度，市府團隊在一顆凝聚的心底下共同奮鬥，不斷前進，就是面對防疫下一步的最有力資源。

無論疫情如何變化，每一個下一秒，都是同樣的未知。而我們為防疫踏出的每一步，都是由最初的起點出發——永遠站在守護第一線。

新北市防疫 6P 策略

超前部署（Proact）

預應而非回應。對未來可能發生的風險進行評估與積極整備，才能夠預防更大疫情危害。

策略規劃（Plan）

擬定應變策略。掌握疫情發展與相關情資，預先擬好相關應變計畫，讓團隊能夠清楚且熟悉整個計畫內容。

防疫整備（Prepare）

盤點人力物資。要能夠長期抗疫，有充足的防疫物資會是關鍵因素，積極盤點與整備，提供充足奧援給防疫相關單位，才能讓防疫前線有保障。

保護市民（Protect）

維護市民健康。要有果斷且能維護市民健康的措施與手段，並且貫徹執行。

整合創新（Package）

科技輔助防疫。此次防疫，不論在疫調、隔離、居家檢疫等，都以科技及網路來達成；其他如口罩實名制、學校教學、老人家活動等，也都善用科技來推動。

防疫演練（Practice）

提升應變能力。落實防疫計畫演練，如此才能夠累積實戰經驗，模擬各種可能的防疫情境，讓整體團隊都有足夠的經驗與應變力，很重要也很關鍵。

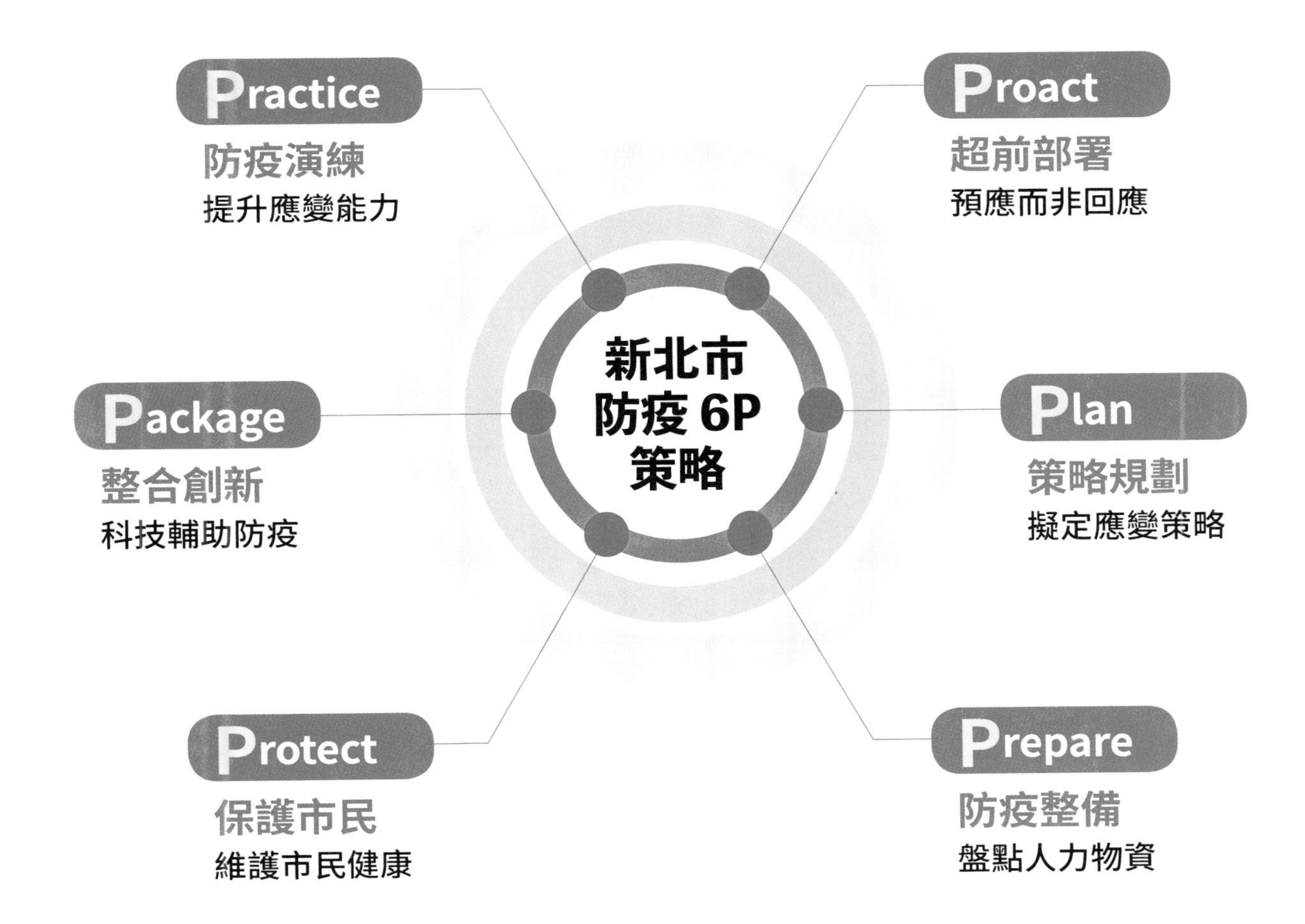
Practice
防疫演練
提升應變能力
Proact
超前部署
預應而非回應
新北市
防疫 6P
策略
Package
整合創新
科技輔助防疫
Plan
策略規劃
擬定應變策略
Protect
保護市民
維護市民健康
Prepare
防疫整備
盤點人力物資

二〇二〇年
新北市防疫工作

超前部署里程碑

1月

一月中下旬

大眾運輸呼籲戴口罩

侯市長呼籲，在人潮多和密閉空間之處，以及搭乘大眾運輸工具，最好戴上口罩。

1/31

成立防疫基金

成立新北市「**防疫基金**」，補助社區照顧關懷據點、銀髮俱樂部和課後照顧小衛星據點等，以購買額溫槍、口罩和酒精等。

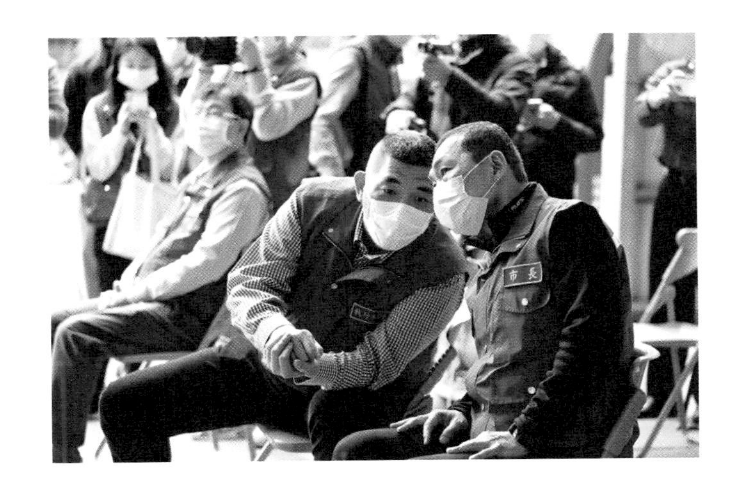

1/21

成立防疫專責分隊

成立八個防疫專責分隊，防止載送疑似或確診個案造成交互感染。

FEBRUARY

2/2

建議口罩實名制

侯市長建議以健保卡領取口罩。

2/5

建議額溫槍禁止出口

侯市長建議中央，應禁止額溫槍、酒精等防疫物資出口。

2/14

提出紓困計畫

提出紓困計畫，採「**急**、**速**、**寬**、**減**、**補**、**平**」六大原則。

2/15

全國首創急難慰助計畫

全國首創「**新北市因應武漢肺炎影響產業員工收入減少或失業致生活陷困者急難慰助計畫**」，於最快速的時間，因應因疫災致生活陷困的民眾每戶一萬元。

2月

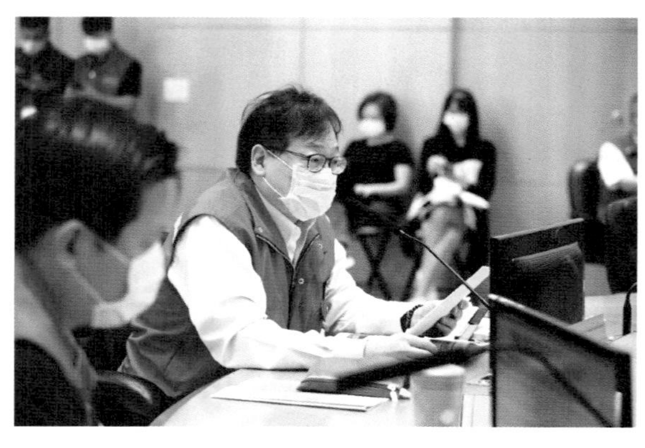

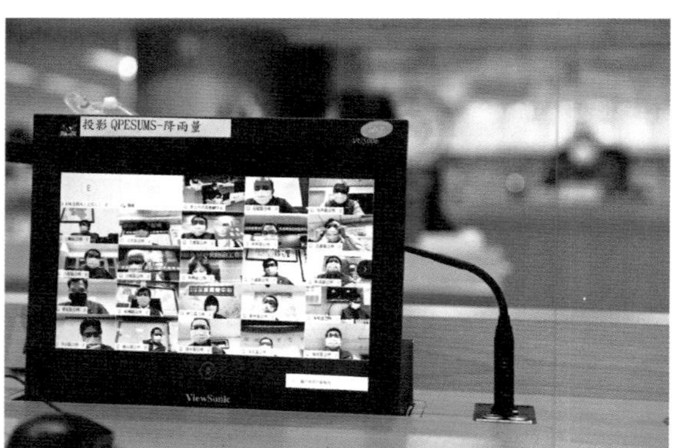

2/18

權利金減收

提出招商案部分契約已訂有權利金調減機制，可**因應疫情啟動協商**；未訂契約則採專案協商。

2/21

防疫照顧假獎勵

將企業於二月二十九日前提供勞工優於法令的防疫相關友善家庭措施，納入「**獎勵企業辦理友善家庭暨促進工作平等措施計畫**」之獎勵項目。

推出「各級學校停課、補課及定期評量應變計畫」

推出「各級學校停課、補課及定期評量應變計畫」，以**雲端行政**、**線上教學**及**彈性補課**為三大主軸。

2/20

建議指揮中心一級開設

侯市長建議，中央防疫指揮中心一級開設。

減收攤商使用費

針對公有零售市場攤商二至三月攤位使用費打八折。

成立新北市居家檢疫關懷中心

新北市居家檢疫關懷中心成立。侯市長建議中央，在地方設「集中檢疫所」**監管故意失聯者**。

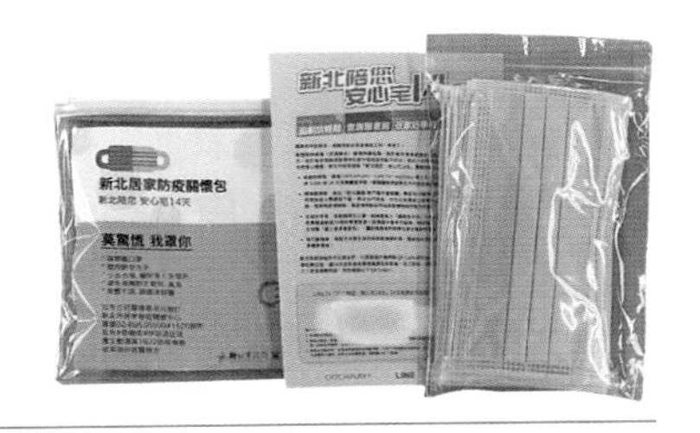

2/26

培訓防疫志工

率先全國辦理防疫志工隊培訓，**培養志工做為社區防疫宣導的種子**，增加防疫人力，整備防疫志工七十隊，六千五百八十八人。

MARCH

3月

3/1

外籍勞工防疫作為

針對移工防疫召開「外籍移工仲業防疫宣導會議」，由侯市長親自主持，共計三十家仲介代表到場與會，討論**外籍移工相關防疫措施**。

3/4

實施新增「**電話訪談**」方式辦理**外籍移工離境驗證**，減少群體接觸而增加感染之機會。

3/10

擴大「義務律師免費代理調解服務」

擴大「**義務律師免費代理調解服務**」的適用對象至因疫情衍生勞資爭議的勞工。因防疫隔離或疫區出差衍生的工資或終止勞動契約爭議而申請調解案件，勞工局主動指派律師擔任勞工代理人，陪同勞工參與勞資爭議調解，協助勞工解決紛爭。

3/12

線上教學演練

各級學校進行**雲端行政**及**視訊線上教學**演練。

3/14

社區感染防疫演習

舉辦亞洲首場新冠肺炎社區感染大規模防疫演習，模擬四階段**防疫應變策略**。

3/3

機構查核

針對轄內**老人**、**身心障礙者**、**兒少**及**兒童托育**等四大類型機構，啟動全面訪查，並持續進行不定期抽查，以確保住民健康安全。

3/16

高中以下師生禁止出國

侯市長宣布，**新北市高中以下師生，六月底前原則上不准出國**，例外須報准核定。

3/17

出入境管制

侯市長表示，防疫策略應著重在「**阻絕於境外、管控於境內**」，呼籲民眾非必要不要出國。

3/18

建議中央發布緊急命令

侯市長強調，中央在「阻絕於境外」要有更積極作為，並提出三項建議：**三十天內禁止第三級警告國家或區域的非本國人進入、限制本國人非必要前往第三級警告國家或區域、針對第三級警告地區入境者全面篩檢和居家檢疫**。並表示若《傳染病防治法》不足以因應臺灣疫情，會建議蔡總統發布緊急命令。

3/19

呼籲中央民間封閉型場館暫停營業

呼籲中央考量疫情狀況，必要時依相關法令規範健身房、瑜伽教室、KTV、電影院、網咖、夜店等民間封閉型場地及場館。

宣布公有封閉型場館暫停開放

二十日起，所有公有封閉型場館暫停對外開放兩週，未來視疫情狀況再彈性處理。

3/20

醫院及護理之家禁止探病

轄內五十三家醫院一般病房、一百四十二家護理之家，自二十日起全面**禁止探病，陪病者限一人；**加護病房則須訂定探病時段，且每次至多兩人探病；並要求住宿型安養、養護及長照機構，以視訊探視為原則（如有特殊狀況須當面探視，須於非照顧區之獨立且通風良好會客處，且探視時間限制三十分鐘內）。

3/21

呼籲民眾「麥擱趴趴造」

侯市長臉書貼文呼籲民眾「麥擱趴趴造」。

3/22

臨檢封閉型場所

侯市長帶隊臨檢 KTV 等封閉型場所，要求業者配合做好防疫措施。

3/27

線上教學與有線電視業者合作學習影片

與十三家有線電視業者協力**拍攝防疫動健康影片**，並於公用頻道 CH3 播放教育學習影片。

3/24

警察機關協助站崗管控人潮

侯市長表示，對於封閉、人潮群聚卻未做好防疫措施的場館，由**警察機關協助站崗管控人潮**，避免群聚交叉感染。

錄製臺語版關懷語音

侯市長**錄製臺語版關懷語音**，自二十四日起連續三天，於晚間七至九時，透過市話向市民宣導自我健康管理的重要性，並呼籲民眾防疫期間「麥擱趴趴造」。

紓困暨振興方案

① **新增三項紓困措施**：稅負補貼並採較低稅率或調降稅額、對公有零售市場攤商使用費及市有房地承租戶租金打五折、促參及設定地上權業者減收權利金及延長信用貸款利率補貼至一年。② 推出**商圈振興補助計畫**，由業者提出刺激消費方案，市府最高補助三十萬元經費，盼助業者度過難關。

3/25

全民防衛動員準備

侯市長指示相關局處依據《全民防衛動員準備法》進行**資源盤整**與**人力部署**，針對各項管制做好完整配套。

3/31

公有封閉型場館持續封閉

公有封閉型場館再封閉兩週，並為下階段**北北基宜桃區域聯防**做準備。

入境者全面篩檢

侯市長再次建議中央，剩下境外返國的三千多人須**全面篩檢**加上**居家檢疫**。

APRIL

4月

4/1

建議口罩供應量

針對大眾運輸佩戴口罩政策，侯市長建議中央**統一公告並規劃配套措施**，若欠缺法令基礎則不具強制力，僅能進行勸導。此外，如要求民眾搭乘大眾運輸戴口罩，建議中央提高口罩供應量為十四天十片。

租金減收

針對**公有零售市場攤商使用費**及**市有不動產**承租戶四至六月租金打五折。

4/9

入境者全面篩檢

侯市長主持第三十八次防疫應變會議，再次呼籲中央針對入境者「全面篩檢」。

4/10

開辦「好來工作」計畫

針對因新冠肺炎疫情致影響家庭生計，負擔家計又未能符合「安心即時上工計畫」資格，有生活上經濟需求且願意參加以工代賑方式者，開辦「**好來工作**」**計畫**，提供短期工作機會，改善其家庭經濟困境。

權利金減收

國市有合作土地招商案及市有土地招商案（包含促參案及設定地上權案）提出四至六月權利金減收，廠商因疫情影響導致收入降低，在降低百分之七十範圍內，市府減收一半，最高權利金可減收百分之三十五。

4/3

宣布大眾運輸應戴口罩

新北市政府宣布，即日起搭乘捷運、公車應戴口罩，違者拒載、開罰。

4/7

振興建議

侯市長對中央提出三建議：**貸款利息補貼延長**、**協助產業訂單**，以及**供貨障礙課題**、研議不致影響疫情的**消費券發放時機**。

公有市場出入口管制

泰山市場及林口東勢市場四月七日起辦理出入口管制，為新北市**首座出入口管制市場**，並於四月十一日發布「進入本市公有傳統市場及合法夜市攤商及消費者應強制佩戴口罩」之公告，另訂定「新北市公有零售市場防疫管控計畫」，函文要求新北市公有零售市場於四月二十四日前配合辦理出入口管制。

4/13

免面試即派工

中央推出「**安心即時上工計畫**」，為協助從事兼職、部分工時勞工度過疫情影響階段，穩定其就業，提供公部門計時工作機會。新北市領先中央「**免面試即派工**」。

4/15

呼籲中央擴大紓困

侯市長呼籲中央擴大紓困，給地方更多資源，並前往桃園與鄭文燦市長交流防疫合作議題，共同呼籲中央針對市區公車業者**提出紓困補助方案**、**放寬安心上工方案條件**。

租金減收

尚未簽約之市有土地及國市有合作土地招商案，提供簽約前三個月租金五折優惠。

4/20

推動「好來工作」以工代賑計畫

運用防疫基金推動「**好來工作**」以工代賑計畫，納入長期失業勞工。
針對大量臨時到站辦理失業給付民眾及企業大量解雇勞工，採**隨到隨辦**及**團體辦理**，紓解及縮短民眾等待時間。

擴大管制兵棋推演

舉行「擴大管制兵棋推演」，採取「低度活動、高度管制」的方式，阻斷城市大規模的社區傳播。根據兵推，除公務員及醫護人員等必要人力，民眾出門需持工作識別證或通行證搭配身分證提供雙證件審核。

4/16

公有封閉型場館持續暫停開放

侯市長宣布轄內公有封閉型場館暫停開放再延一週。

4/21

防疫也要防暴

拍攝「防疫也要防暴」影片，並在十三家有線電視系統播放，呼籲民眾**留意家庭壓力來源**，有效進行情緒疏導。

4/25

實施三階段人潮管制

侯市長宣布，五一連假新北市景點、風景區及登山步道實施三階段人潮管制。

4/27

放寬「安心即時上工計畫」

中央聆聽建議，放寬「安心即時上工計畫」申請條件。「**好來工作**」以工代賑計畫即停止受理。

4/30

推出「人潮儀表板」

推出「**人潮儀表板**」，針對人潮熱點實施管制。

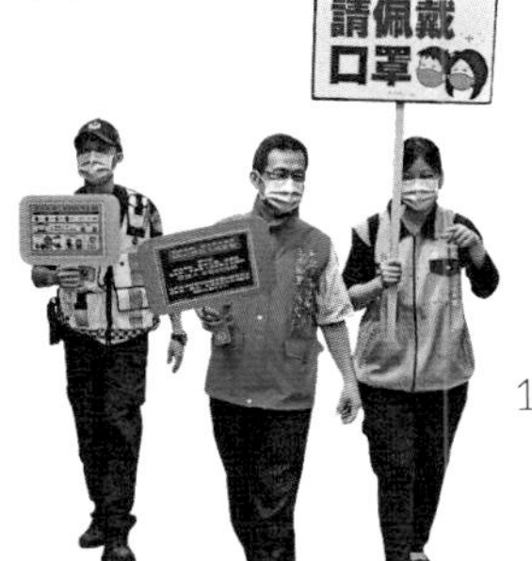

MAY

5/3

公有封閉性場館開放

侯市長宣布，四日起公有封閉型場館及場地在「防疫優先、專業評估、漸進開放」三大前提下，採「二階段四梯次」漸進開放，並每週進行滾動式修正防疫策略。

5/25

防疫旅館智慧管理

全國首創，與民間業者合作，透過區塊鏈，設置全國第一個「新北市防疫旅館預約訂房系統 https://booking-ntpc.owlting.com」，不但旅客個人資料及預約內容完全保密，更可以在全世界任何一個地方，透過網路，在預計回國前一個月，即完成防疫旅館預定，增加民眾返國的便利性，並減少因住宿地點不確定，形成可能的防疫破口。

5月

5/9

租金減收

已辦理之國市有合作土地招商案（含出租案、促參案及設定地上權案）、市有土地招商案（地上權案及促參案）四至六月租金五折優惠。

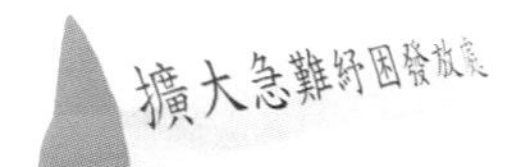

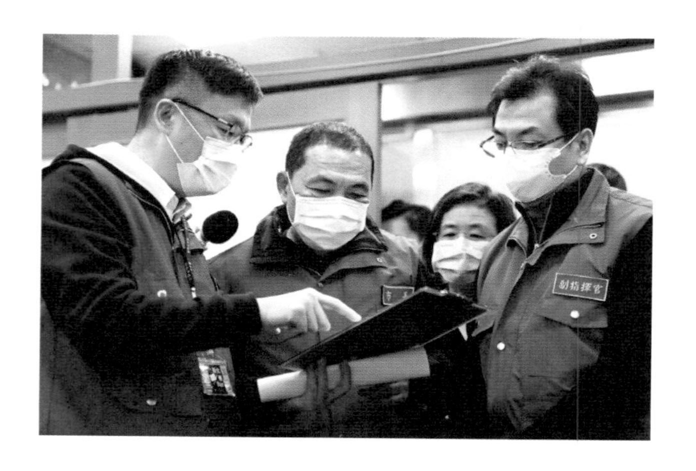

JUNE

6/2

振興經濟善循環

運用防疫基金，向庇護工場、身障團體小作所和原住民團體，採購八千五百份禮物致贈給社福機構和弱勢家庭。

6/12

疫後廣徵人才

為防疫解封拚就業，自六月起至年底辦理超過一百場次各式徵才活動，首場為六月十二日在新北市樹林區公所舉辦徵才活動，並於六月十八日在新北市政府六樓大禮堂舉行疫後首場大型現場徵才活動。

6月

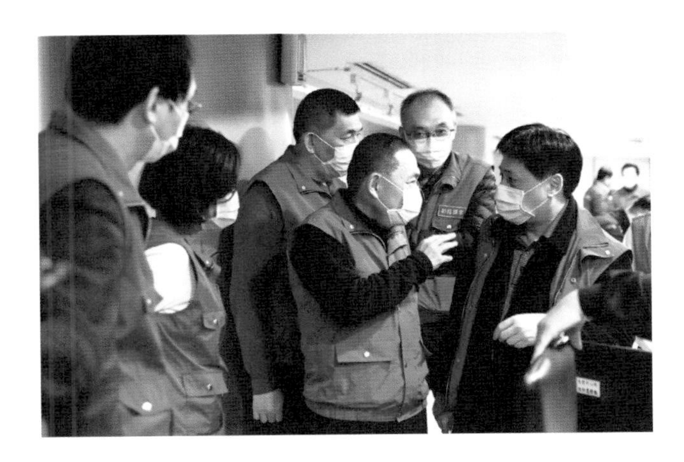

JULY

7月

7/4

兒少觀光工廠參訪

為振興經濟，辦理四十場次社區小衛星單位參訪觀光工廠。

7/8

社區小旅行

開辦社區小旅行活動，搭配**「OK 旅遊」**路線六十三條。

7/20

鼓勵響應「OK 旅遊」

召開記者會鼓勵人民團體響應 OK 旅遊，振興經濟、促進觀光。

7/25

疫後全國最大規模就業博覽會

七月二十五日與勞動部合作，於新莊體育館舉辦疫後全國最大規模就業博覽會，共有一百家廠商參加並提供超過四千兩百個工作機會。

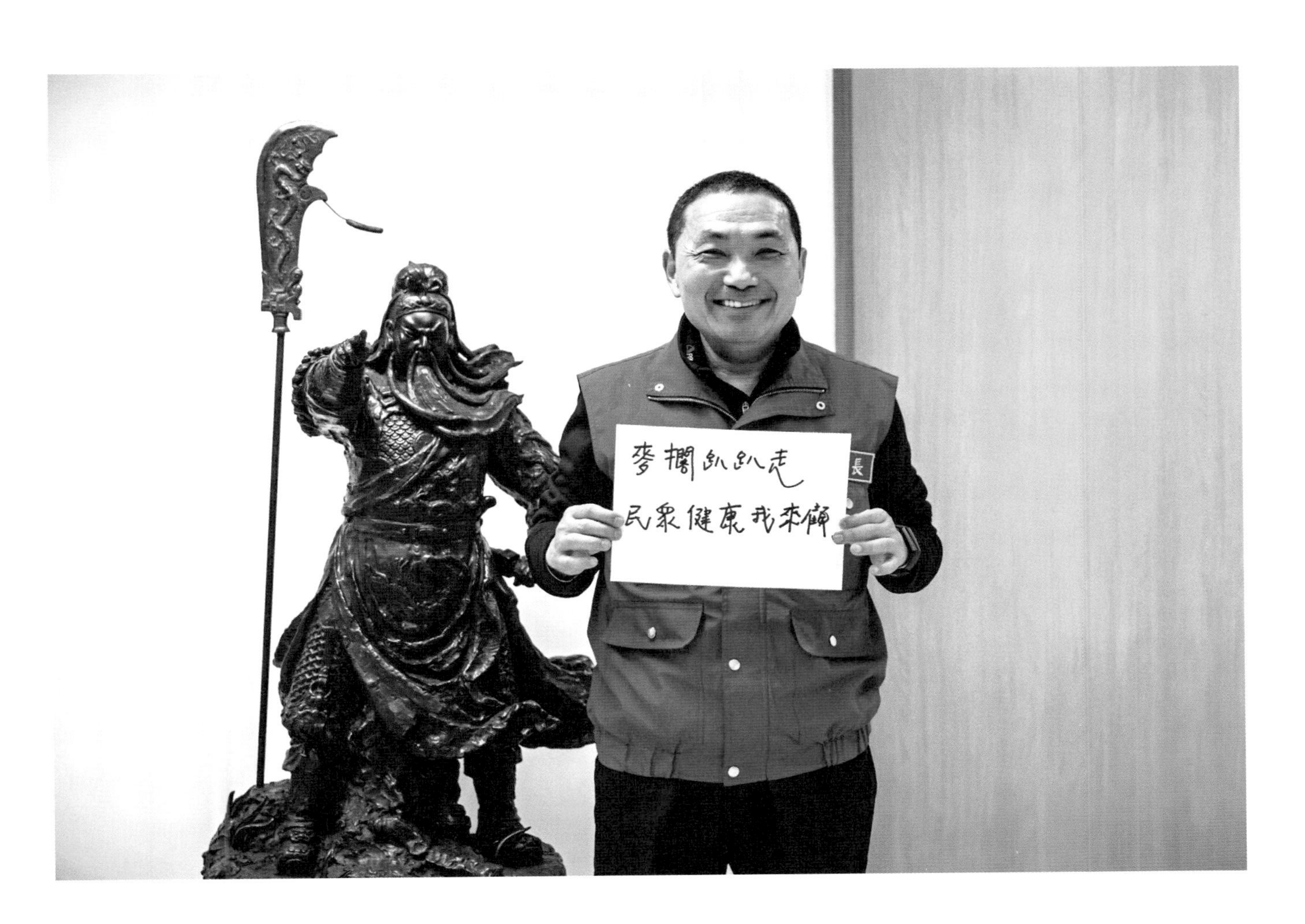
麥擱趴趴走
民眾健康我來顧
長

國家圖書館出版品預行編目（CIP）資料

紅背心的征途 / 張子弘作 . -- 第一版 . -- 臺北市：
遠見天下文化出版股份有限公司 , 2021.3
　面；　公分 . --（社會人文 ; BGB501）
ISBN 978-986-525-016-4（平裝）

1. 傳染性疾病防制 2. 病毒感染 3. 新北市

412.471　　109019655

社會人文 BGB501

紅背心的征途

採訪整理 —— 張子弘
企劃出版部總編輯 —— 李桂芬
主編 —— 李偉麟
責任編輯 —— 李偉麟、李美貞（特約）
美術設計 —— 江孟達設計工作室（特約）
內頁排版 —— 江孟達設計工作室（特約）、邱意惠（特約）
攝影 —— 歐諾影像（封面）、廖志豪（P.117）
圖片提供 —— 新北市政府、mobileai.net（P.63、137）、Visualhunt.com（P.127）

出版人 —— 遠見天下文化出版股份有限公司
創辦人 —— 高希均、王力行
遠見．天下文化．事業群　董事長 —— 高希均
事業群發行人／CEO —— 王力行
天下文化社長 —— 林天來
天下文化總經理 —— 林芳燕
國際事務開發部兼版權中心總監 —— 潘欣
法律顧問 —— 理律法律事務所陳長文律師
著作權顧問 —— 魏啟翔律師
社址 —— 台北市 104 松江路 93 巷 1 號
讀者服務專線 —— 02-2662-0012 ｜ 傳真 —— 02-2662-0007；02-2662-0009
電子郵件信箱 —— cwpc@cwgv.com.tw
直接郵撥帳號 —— 1326703-6 號　遠見天下文化出版股份有限公司

製版廠 —— 中原造像股份有限公司
印刷廠 —— 中原造像股份有限公司
裝訂廠 —— 中原造像股份有限公司
登記證 —— 局版台業字第 2517 號
總經銷 —— 大和書報圖書股份有限公司 ｜ 電話 —— 02-8990-2588
出版日期 —— 2021 年 5 月 18 日　第一版第 5 次印行

定價 —— NT380 元
ISBN —— 978-986-525-016-4
書號 —— BGB501
天下文化官網 —— bookzone.cwgv.com.tw